느려도 좋아,
　　한 걸음이면
충분해

느려도 좋아,
　　한 걸음이면
충분해

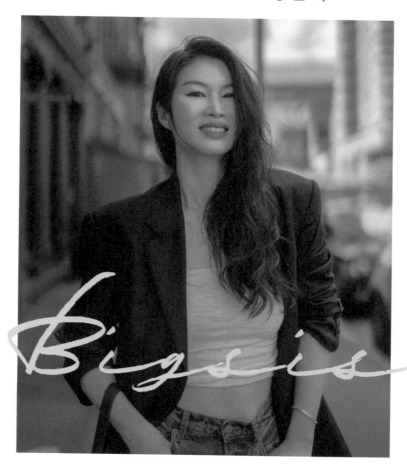

토끼를 이긴 거북이처럼

당신의 시작이 빠르지 않았더라도,
남들보다 속도가 느리더라도,
멈춰서 고민하기보다는 우선 한 걸음 내딛기를 바랍니다.

타인이 지향하는 길을 따르기보다는
누가 뭐래도 스스로가 즐거운 길을 택하기를 바랍니다.

잠깐의 달콤함보다는
가치 있는 선택으로 인생을 채워가기를 바랍니다.

이 모든 것을 위한 준비물은 딱 한 가지입니다.
아주 조금씩이라도 운동을 시작하는 겁니다.
그러면 나머지는 내 인생에서 저절로 일어나기 시작할 테니까요.

운동에서는 거북이가 토끼를 이기는 일이 아주 흔합니다.

천천히 가더라도 꾸준히 가는 사람이
마지막에 승리하는 게임이지요.

당신이 결승선까지 나아가는 동안
제가 길잡이가 되어줄 수 있기를 바랍니다.

대단한 것 없는 인생이라 과연 여러분께 들려줄 좋은 이야기가 있을지 고민이 많았습니다. 하지만 불안정하고 미완성 같은 삶이라도 자세히 들여다보면 마음의 울림을 주는 이야기들이 하나둘 숨어 있는 경우를 많이 봅니다. 누군가 제 이야기 속에서 작게나마 위로받는 시간을 가진다면 충분하지 않을까 생각하며 글을 썼습니다.

　당신의 하루에 잠깐의 휴식이 되어주는 문장을 만날 수 있길 기원합니다.

서아름

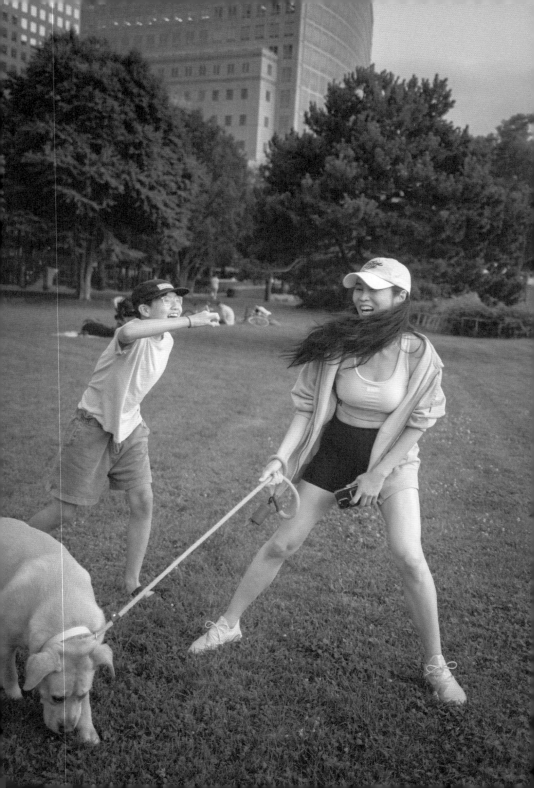

손해 보고 사는 인생

원하는 것이 있다면 똑같이
세상에 주어야 한다고 믿습니다.
사랑받고 싶다면 먼저 사랑을
베푸는 게 맞는 것 같습니다.
인생은 셈이 꽤 정확해서
내가 베푼 것은 어떤 방식으로든
내게 돌려줍니다.

자기소개를 해주세요

한 잡지사와 인터뷰를 하다가 잠시 멈칫했던 순간이 있었습니다. 자기소개를 해달라는 간단한 질문이었는데 어렵지도 않은 이 요청을 받고 저는 생각에 빠져들었어요. 가장 보편적인 대답인 이름과 하는 일을 말하는 걸로 마무리는 했지만, 아무리 생각해도 현재 하는 일만으로 내 자신을 소개하기에는 부족하다는 결론을 내렸습니다.

인터뷰를 마치고, 오랜만에 그동안 해왔던 일들을 곰곰이 생각해봤습니다. 대학 4년 동안은 생활비를 벌고자 입시 미술학원에서 강사를 했고, 사회에 나와선 의상 디자이너와 바이어로 일했습니다. 간간이 잡지에 글도 기고하고, 일러스트레이션 일도 했으며, 짧지만 제 사업도 운영해봤습니다. 어쩌다 보니 1년 정도 뉴욕의 이름난 레스토랑 디저트 파트에서 일하기도 했고요.

그리고 경제적 여유를 갖게 해준 일들을 생각해보니 주식 투자도 했고, 뉴욕에서 집들을 구매하여 고치고 팔며 큰 수익도 냈습니다. 직업이 아닌 것들로는 검도를 꽤 오래 했으며, 혼자 여행도 참많이 다녔고, 도자기를 굽는 것도 즐겨했습니다.

내가 맡아온 역할들을 떠올려보니 학생이었고, 싱글의 삶도 살았고 결혼도 했습니다. 자식들을 낳아 건강한 아이도 키우고, 발달 장애가 있는 아이도 키우고 있습니다. 한때는 고양이들의 엄마였고, 지금은 덩치가 송아지만 한 강아지의 엄마이기도 합니다. 또한 십여 년 가까이 운동을 놓지 않고 배우고 연구하며 즐기고 있습니다. 마흔 중반이니 인생의 절반 정도를 살았는데 꽤 많은 것들을 했고, 또 하고 있다는 것을 깨닫는 시간이었습니다.

저는 어려서부터 하고 싶은 것이 참 많았고 지금도 여전히 해보고 싶은 일이 많습니다. 하지만 어릴 땐 넉넉지 않은 집에서 자랐기에 혼자 자립해서 살아가려면 한 우물을 파야 한다는 걱정 어린 충고를 많이 들었습니다. 그래서 집에 걱정 안 끼치는 착한 학생으로서 할 도리를 다했던 것 같아요.

대학을 가고 자립하면서부터는 제 호기심이 이끄는 대로 살아왔습니다. 경제적으로 자립해서 살다 보니 어려운 일도 종종 겪었지만, 내가 좋아서 하는 일을 할 때는 힘들어도 누구에게 우는소리를 하지 않았습니다. 실패에 직면하는 순간들도 많았지만, 다른 사람들이 가는 길을 부러워하지는 않았던 것 같습니다. 물론 새로운 것들을 시도할 때는 '내가 지금 이렇게 살아도 되나? 맞는 길을 가고 있나?' 고민한 순간도 있었어요. 그래도 늘 후회의 시간이 지나고 나면 매번 '그래, 역시 해보길 잘했어!'라는 결론에 도달했습니다.

한 우물을 깊게 파는 사람도 있고 여러 우물을 파보는 사람도 있습니다. 깊지 않아도 여러 개를 파다 보니 얻는 물의 양이 꽤 많아서 이것도 나쁘지 않았습니다. 남들보다 일찍 자신이 원하는 것을 찾아 평생을 하나에 집중하며 사는 사람도 있습니다. 하지만 평생 하고 싶을 만큼 좋아하는 일을 단번에 알아내기란 쉽지 않습니다. 나이가 들어서도 내가 좋아하는 것을 잘 모르겠다는 사람이 많고, 좋아하는 것과 잘하는 것이 많더라도 내가 어떤 것에 집중해야 할지 결정하지 못하는 사람도 참 많습니다.

새로운 걸 시작하고 싶은데 나이가 들어서 겁이 난다는 이야기를 들으면 저는 항상 시도해보라고 조언합니다. 정보를 모으고 알아보는 시간을 갖는 것도 도움이 되겠지만 내가 직접 부딪쳐보는 것만큼 빠른 해답을 주는 것은 없다고 믿습니다. 그리고 고민하는 시간이 길어질수록 하지 말아야 하는 이유가 머릿속에 더 많이 떠올라 시작하기가 어렵습니다. 지금 살던 대로 지내면 편안할 텐데 이 안정을 흐트러뜨려야 한다는 부담감이 시도하려는 용기를 점점 장악하게 되니까요.

사실 나이가 어린 친구들도 마찬가지입니다. 그들 역시 하고 싶은 게 있는데 해도 될지 고민된다는 말을 많이 합니다. 해봤다가 아닌 걸 깨달으면 주위 친구들보다 뒤처지게 될 거라는 걱정이 든다고 이야기하지요. 그런데 저는 그 시간에 그냥 시작해보는 것이 고민하는 것보다 더 얻는 게 많다고 믿습니다. 인생은 내가 생각하는 것보다 너무 길어서, 지금 허비하는 것처럼 보이는 시간도 사실 인생 전체를 놓고 보면 아주 짧은 순간이었다는 걸 알게 됩니다. 그리고 그 순간은 결코 낭비한 시간이 아니라 소중한 경험을 얻고 배우는 시간이 될 겁니다. 운이 좋아 한 번의 시도로 내가 좋아하는 걸 찾을 수도 있고, 열 번째 시도한 후에야 내가 좋아하는 것을 찾을 수도 있는 거예요. 그 아홉 번의 시도는 절대로 실패가 아닙니다. 단지 찾아가는 과정이 남들보다 조금 길었다고 생각하면 됩니다. 지금 내가 하는 일이 앞으로 어떤 열매를 맺을지 당시에는 절대 알 수가 없습니다.

제가 많은 것들을 시도해보면서 알게 된 것은, 무언가를 시도했던 매 순간의 경험이 제게 다른 일도 해낼 수 있는 능력을 길러주었다는 것입니다. 실패했을 때는 꽤 쓴맛을 느꼈지만 일단 넘어져보니 '별거 아니었구나! 다음에 또 넘어지더라도 무섭지 않겠다.'는 용기를 갖게 해주었어요. 그리고 일이 잘 안 풀려서 창피했을 때는 비로소 겸손이라는 걸 몸에 익히게 되었습니다. 또한 그 과정에서 겪었던 작은 성공들은 또 다른 성공의 디딤돌이 되어주었다는 걸 시간이 꽤 지난 후에야 깨닫게 되었습니다.

마흔 중반이 되어서 유튜브, 그것도 멋진 몸의 젊은 친구들이 장악하고 있는 운동 유튜브를 하겠다고 하니 의아해하는 사람들이 많았습니다. 어차피 해봤자 성공하기도 힘든 길을 뭐 하러 가느냐는 우려들이었죠. 하지만 크게 상관없었어요. 저를 가장 즐겁게 해주고 제 인생에 가장 큰 변화와 힘을 준 것이 운동이었고, 이를 알리고 나눌 수 있는 제일 좋은 방법이 영상을 만드는 거였으니 별다른 고민 없이 시작했습니다. 성과를 보려고 시작한 게 아니니 실패라는 것이 전혀 걱정되지 않았습니다. 잘 안되면 어쩌나 고민하는 시간 대신 내가 어떻게 하면 이 일을 더 즐길 수 있을까에 집중했습니다.

제가 생각하는 멋진 사람은 높은 자리에 올라 성공한 사람도 아니고 돈을 많이 벌어 화려한 인생을 사는 사람도 아닙니다. 내가 하고 싶은 일을 즐겁게 열심히 해나가는 사람입니다. 주위의 만류나 시선에 흔들리지 않고 하고 싶은 일을 진심으로 해나가면서 행복을 느낄 수 있는 사람이 진정 멋지게 사는 사람인 것 같습니다.

내 인생은 남이 살아주는 게 아니며, 내가 얻는 인생의 즐거움도 남을 위한 것이 아니라 내가 즐기기 위한 것입니다. 어떤 것을 이룰까보다는 어떤 마음으로 해나갈까에 집중하며 내가 생각하는 멋진 사람이 되고자 노력해야겠습니다. 그리고 다음에 자기소개를 해달라는 요청을 받으면 "저는 하고 싶은 것을 즐겁게 하며 살아가는 사람입니다."라고 답할 수 있었으면 좋겠습니다.

성공보다
실패가 많은 삶을 살 때

오늘 실패한 사람은

시도한 사람이고, 경험한 사람이고, 깨달을 사람이고, 결론에

도달할 사람이다. 그리고 미안해해본 사람일 확률이 높다.

실패 없이 잘 닦인 길만 걸어온 사람도 훌륭하지만,

누군가에게 머리 숙여보았고, 숨고 싶게 부끄러워해보았고,

자신의 부족함을 깨우치는 실패를 맛본 사람이

나는 참 좋다.

저는 성공의 길만 달려온 사람보다 인생의 쓴맛을 느껴본 사람들을 좋아합니다. 그런 사람들은 타인의 숨겨진 힘든 모습을 알아챌 수 있고 또 이해할 수 있는 것 같아서입니다. 하지만 실패는 되도록 피하고 싶은 게 우리의 한결같은 마음이죠. 아무리 열매가 아름답다고 하더라도 실패를 지날 때의 고통이 너무 크니까요.

우리는 경쟁이 많은 사회에서 살고 있어요. 학교생활을 시작하면서부터 동년배들과의 경쟁이 시작됩니다. 고학년이 되면 진로에 대해 고민하게 되고, 성적표를 바라보며 내 미래를 재단해보기도 합니다. 성공이 보장되는 직업은 죄다 높은 성적의 학과로 진학해야 가능한 경우가 많으니, 더 치열해지죠. 원하는 대학을 졸업한다고 해도 끝나지 않습니다. 취업이라는 경쟁을 지나면 또다시 직장에서 벌어지는 수많은 경쟁을 치러야 하지요.

한편 경쟁이 많은 사회에 산다는 것은 우리가 평소 많은 실패를 맛보며 산다는 뜻이기도 합니다. 성적표가 만족스러운 학생들은 아마도 상위권 몇 명뿐일 테고, 그나마도 일등을 놓치면 바로 실패했다고 느끼는 학생들이 많을 거예요. 취업 경쟁에서도 합격한 사람은 늘 소수이고 낙방하는 사람이 월등히 많으니까요. 많은 실패의 경험은 나를 겸손하게 해주고, 동기를 유발하기도 하지만 자주 경험하다 보면 나도 모르는 사이 마음속에 무기력감이 자리를 잡기도 하는 것 같습니다.

사실 제게 무기력감을 준 것은 공부도, 일도 아니었고 바로 육아였습니다. 학교에서도, 직장에서도 항상 최선을 다해야 한다는 마음으로 쉴 틈 없이 살아왔어요. 긴장감을 느끼며 살아야 했지만 덕분에 일등도 해보았고 직장에서 인정도 받아봤습니다. 그런데 육아만큼은 아무리 애를 써도 매일 제게 실패감을 안겨줬어요. 아이가 발달 장애와 감각 장애를 가지고 태어났었는데 그걸 모르던 초보 엄마 시절의 저는 수많은 육아서를 보며 밤낮으로 애를 썼어요. 하지만 어떤 노력에도 아이는 좋아지지 않았고 끝이 없는 캄캄한 터널을 지나는 기분이 지속되었어요. 아이의 상태를 알고 난 후에도 더 좋은 엄마가 되지 못하는 것에 대한 죄책감과 실망감이 저를 괴롭혔습니다. 밤에 보채는 아이를 겨우 눕히고 혼자만의 시간이 되면 '내일도 내가 이 일을 해낼 수 있을까? 하루를 또 보낼 힘이 나에게 있을까?' 하는 생각이 들었습니다. 걱정과 두려움으로 고민스러운 마음이 드는 밤이 계속되었죠.

그때 제 무기력감을 없애준 등불 같은 것이 바로 운동이었습니다. 모두가 잠든 밤이 되면 피곤한 몸을 이끌고 조용히 거실에 매트를 폈어요. 아이들이 깨면 이 평화도 깨진다는 생각에 조심조심 움직였어요. 종일 헝클어져 있던 머리를 단정히 묶고, 헤드폰에 내가 좋아하는 음악을 켜고 '딱 5분 만이라도 해보자.'는 마음으로 운동을 시작했습니다. 하루 단 5분, 10분이라도 그 시간은 온전히 나만을 위한 시간이었습니다.

운동을 시작하고 얼마 지나지 않아 제게 변화가 보이기 시작했습니다. 실패만 반복하는 듯한 삶 속에서 작은 성공을 해낸 기분을 느꼈습니다. 그리고 일상에서 느끼는 그 작은 성공의 기쁨들이 점점 쌓여가며 더 큰 성공도 해낼 수 있을 거라는 희망을 품게 해주었죠. 습관적인 무기력감을 없애주는 최선의 방법은 평소에 작은 성공을 경험하는 것이었습니다. 그리고 그 작은 성공을 해내는 최고의 방법이 바로 운동이었고요.

운동에는 실패가 없습니다. 내가 아무리 운동을 못하더라도 안 한 것보다는 백배 잘한 일이며 그게 5분이든, 한 시간이든 운동을 마쳤을 때는 어김없이 성취감이 주어집니다.

우리는 일상에서 크고 작게, 그리고 알게 모르게 많은 실패와 좌절을 경험하며 살아가고 있습니다. 가족의 기대에 못 미치는 사람인 것 같은 기분이 들 때도 있을 것이고, 미래를 향해 달리고는 있는데 맞는 방향으로 가고 있는지 불안하기도 하고, 왠지 성공과는 거리가 먼 사람처럼 느껴지기도 할 겁니다.

그때는 하던 걸 잠시 내려두고 산책이나 조깅을 해보세요. 나가기 싫으면 바닥에 앉아 잠시 스트레칭이라도 해보세요. 5분만 내 일상에 쉼표를 주고 내 몸을 움직이는 시간을 가져보세요. 물론 5분 운동한 것으로는 아무런 변화도 일어나지 않습니다. 하지만 오늘 작은 성취를 해낸 것이고, 그것은 나중에 반드시 큰 변화를 가져다줄 5분이 될 것입니다. 아이를 재우고 허둥대며 땀 흘리던 잠깐의 시간들이 쌓여 제 인생 전체를 바꿔놓은 것처럼 말이죠.

문을 열어볼 때까지
문 뒤에 뭐가 있는지 **모를 때**

겁이 나서 평생 아무 문도 못 열어보는 사람이 있고, 문 뒤에는 분명 이런저런 것들이 있을 거라 짐작만 하는 사람도 있습니다. 문을 열었을 때 일어날 수많은 일을 미리 대비하는 사람도 있는 반면 '문 따위가 뭐가 중요해? 그냥 없다고 생각하고 살면 된다.'는 사람도 있지요.

인생은 이런 문과 닮아 있는 것 같아요. 문고리를 잡고 여는 건 어려운 일이 아닌데, 문을 열기로 마음먹기까지가 참 어려우니까요. 오만 가지 걱정과 생각이 나를 붙잡지요. 그런데 사십여 년을 살아보니 문 뒤에 뭐가 있든 일단 열고 난 뒤에 생각해봐도 나쁘지 않았던 것 같습니다. 두려움은 잠깐이고 막상 닥치면 해결할 방법과 능력이 있는 경우가 대부분입니다. 설령 감당할 능력이 없어도 크게 나쁘지는 않습니다. 많이 허둥대고, 조금 바보처럼 느껴지기도 하겠지만 금세 또 배우고 익숙해지기 마련이니까요. 조금 겁없이 살다 보면 수많은 문들을 열어보는 경험을 쌓게 됩니다. 문을 열었다가 후회하는 경우도 더러 있었지만 그렇게 자꾸자꾸 열다 보면 결국 요령이 생기기 마련이더라고요.

유튜브는 어떻게
시작하게 되었나요?

　　운동은 힘들고 지겨운 숙제가 아니라 재밌는 친구라는 사실을
알려주고 싶다는 마음에서 이 여정이 시작되었어요. 과연 어떻게
즐기면서 운동할 수 있는지 어떻게 일상의 한 부분을 운동으로 채
우는지 너무나도 알려주고 싶었어요.

　　아이를 키우며 지쳐 있던 제가 운동을 통해 인생 전체가 바뀌는
경험을 해보니 정말 신기하고 놀라웠어요. 운동을 아주 못하고 싫
어하던 저 같은 사람도 지금 이렇게 운동을 즐기고 있으니, 그 누
구라도 할 수 있을 거라는 생각이 들었습니다. 이렇게나 좋은 운동
을 사람들이 안 하는 이유는 예전의 저처럼 정말 잘 몰라서일 거라

고 믿었습니다.

　제가 빅씨스 채널을 열기 직전까지도 유튜버가 되겠다는 생각은 꿈에서도 해본 적이 없습니다. 저는 전자책보다는 종이책을 더 좋아하고, 컴퓨터그래픽 툴을 꽤 잘 다루지만 여전히 붓과 물감을 더 좋아하는 아날로그 지향적인 라이프 스타일을 가진 편입니다. 그러니 유튜브를 들여다본 적도 드물었고 '구독'과 '좋아요'는 물론 댓글을 달아본 적도 없었어요. 지금은 매일 유튜브로 정보도 얻으며 제대로 즐기고 있지만 처음 채널을 시작했을 때는 유튜브에 대해 아는 것이 정말 없었습니다.

　내가 이미 잘하는 방법으로 운동을 알리기 시작했다면 더 편했겠지만, 저는 두 아이를 키우는 아줌마일 뿐이라 제가 알려줄 수 있는 범위는 제 주위 몇몇 지인들이 다였습니다. 조금 더 많은 사람에게 알려줄 방법을 찾다가 발견한 것이 유튜브라는 플랫폼이었습니다.

　만들고 싶은 것들은 이미 너무나 많았기 때문에 유튜브를 하는 법만 배우면 되겠다고 간단하게 생각했어요. 하지만 생각보다 그리 쉽지는 않았습니다. 인터넷을 뒤져가며 유튜브 채널을 일단 개설하고 저보다 먼저 유튜브를 접한 남편에게도 물어가며 운영하게 되었지요. 낯선 툴이었지만 새로운 것들은 필요할 때마다 배우고 또 모르는 것은 하면서 알아가면 된다고 생각했어요. 억지로 하는 게 아니라 내가 필요함을 느껴서 배우는 것이니 시작부터 꽤 즐거웠던 것 같아요.

당시 경제적으로 여유가 있던 때여서 유튜브를 하며 수익을 내겠다는 목표 같은 건 전혀 없었습니다. 코로나로 인한 록다운 기간에 남편과 재미있게 프로젝트 하나 같이 해보자는 기분으로 시작했어요. 하루에 한두 명씩 구독자가 늘어나는 게 너무 신기했고 도움받았다는 댓글이 달리면 정말 기분이 좋았어요. 영상 만드느라 애썼던 수고가 한 번에 다 보상되는 느낌이 들었습니다. 얼굴도 모르는 사람들의 댓글이었지만 기대에 부응하고 싶었고 더 좋은 운동을 알려주고 싶은 마음에 점점 더 많이 고민해가며 신나게 영상을 만들었어요.

아직까지 유튜브를 일이라고 생각하며 영상을 만든 적은 없습니다. 이제 4년이 다 되어가지만 여전히 영상 만드는 게 즐겁고 다음에 올릴 영상을 생각하면 기분이 참 좋습니다. 100일 동안 주말을 빼고 매일 영상을 올리는 〈100일 챌린지〉를 만들었을 땐 솔직히 조금 힘들기도 했습니다. 운동 영상을 기다리고 있을 분들에게 실망을 주고 싶지 않아서 무리를 해서라도 매일 영상을 만들어야 했으니까요. 그래도 덕분에 영상 만드는 속도도 빨라졌고 영상에 달린 많은 피드백으로 인해 더 적합한 운동을 만들 수 있게 되었습니다.

저를 아는 지인들은 지금도 제가 유튜브를 하는 걸 신기해합니다. 학생 때부터 진지한 성격이었고 끼도 없던 제가 영상에 나오는 게 너무 어색하다며, 아직도 영상을 못 보겠다는 친구도 있습니다. 하지만 일단 하기로 결정하면 뒤도 돌아보지 않고 열심히 하는 제 성격을 친구들은 잘 알기에 영상은 안 보더라도 항상 최고로 많이 응원해주고 있지요. 그래서 유튜브를 시작한 건 참 잘한 일이라 생각합니다.

나라는

작은 사람

　이 커다란 세상 속에 '나'는 한순간에 사라져버려도 티도 나지 않는 정말 티끌같이 작은 사람입니다. 세상을 커다란 몸뚱이로 본다면 나는 아마도 발가락 끄트머리 어딘가의 세포같이 작은 존재겠죠? 그래도 암세포처럼 나쁜 것을 퍼뜨리고 다니지 않고, 내 일은 내가 해내고, 가끔 주위에 좋은 일도 하면서 잘 살아가면 내 덕분에 이 큰 몸뚱이인 '세상'이라는 것이 건강하리라는 자부심 정도는 가져도 될 것 같습니다.

　나쁜 짓만 안 하고 살아도 세상을 위해 잘 살아가고 있는 것이고, 설령 좀 잘못한 일이 있어도 내 힘으로 해결하고 견뎌내며 살

아간다면 나는 세상에 좋은 기여를 하는 것이니까요. 세상을 바꾸
는 한 사람이 되지 않았다 하여 내 인생이 실패한 것은 아닙니다.
주어진 삶이 힘들어도 묵묵히 이겨내며 살아가고 있다면 나는 세
상에 충분히 보탬이 되는 중입니다.

지금 **힘든 순간**을
지나고 있는 **당신에게**

유튜브로 소통하게 되면서, 힘든 시간을 보내는 분들이 제게 많은 메시지를 보내옵니다. 덕분에 제게 도움이 되었던 것들을 되돌아볼 기회가 많습니다.

길이 보이지 않아 혼란스러웠던 어린 시절에 저는 막연히 이런 생각들을 자주 했던 것 같습니다. 가혹한 환경에 처할 때면 '나는 뛰어난 인물이 되려나 보다. 버텨보자!'라고 생각하고, 배움이 어렵고 성장이 더디게 느껴질 때면 '나는 역시 대기만성형이니 여기서 멈추면 어리석다.'라고 생각했습니다. 아무것도 하기 싫고 게으름이 엄습하면 '나에게 휴식이 필요했나 보다. 푹 쉬고 다시 일어나자.'라고 생각하고, 원하던 것을 이루지 못했을 때는 '내게 더 큰 길이 기다리고 있을 테니 다시 시도해보자.'라고 생각했지요. 아끼던 사람에게 상처받으면 '스스로 해결하지 못하던 관계가 덕분에 정리되었다.'라고 생각하고, 슬픔이 깊게 찾아올 때는 '이 시간이 지나면 앞으로 웃을 일이 많을 테니 좀 아픈 것도 나쁘지 않다.'라고 생각했습니다.

그리고 새로운 감정을 계속 경험하던 어린 시절에 제 감정을 분석하고 정리하는 습관도 생겼습니다. '내 감정이 지금 왜 불안할까?', '무엇이 나를 슬프게 하고 힘없이 만드는 걸까?,' '이 감정은 진짜일까?' 엉터리 분석이 대부분이었겠지만 그래도 매번 제 감정을 어린 눈으로 꽤 진지하게 들여다보려 했던 것 같습니다. 나를 힘들게 했던 원인이나 이유는 내가 알기에는 너무 복잡하고 어려우니 우선 내 마음만 정리를 했습니다.

지나고 보니 마음이 힘들 때마다 내 감정을 있는 그대로 바라보려 했던 연습이 제게는 큰 도움이 되었습니다. 그때 열심히 연습한 덕에 지금 중년의 시간이 편안한 것 같아서 과거의 어린 나에게 감사한 마음이 듭니다.

혼란스러운 감정도, 가슴 아픈 순간도 모두 흘러가는 시간 속의 일일 뿐입니다. 그 순간이 지나고 나면 평생 갈 것만 같았던 마음의 고통은 어느새 사라지고 그저 하나의 기억으로만 저장되는 것을 우리 모두 경험하지요. 그리고 그 시간이 내게 준 깨달음을 한참 지나고 나서 알게 되기도 합니다.

모두에게 참 다행인 것은, 시간은 내가 노력하지 않아도 잘 흘러간다는 것입니다. 그 시간 덕에 내가 뭔가를 크게 바꿔보려 하지 않아도 마음은 서서히 치유되고 상처는 다음 경험을 위한 데이터로 저장되는 것 같아요.

다른 건 귀찮아서 미루더라도 내 마음을 들여다보는 일은 아무쪼록 미루지 마세요. 내 감정에 면역력을 키워주는 좋은 기회를 그냥 덮어버리고 지나가면 아깝습니다. 감정을 잘 정리하고 지나가는 습관을 들이면 다음에 비슷한 일을 겪을 때 마음이 미리 준비할 수 있고, 내공이 쌓여 더욱 단단하게 앞으로 나아갈 수도 있을 겁니다.

손해 보고 사는
인생

우리는 사랑받고, 인정받고, 이해받고 싶어 합니다. 인생에서 바라는 것들에 대해 많이 이야기하고 모두 얻기를 소망하지만, 얻으려면 나도 무언가를 내주어야 한다는 사실은 잊는 경우가 많은 것 같습니다. 갖고 싶은 걸 먼저 얻고 나중에 내어준다면, 갚을 때까지 빚을 진 것과 다름없습니다. 그리고 원하는 걸 얻고서도 되갚지 않으면 신용을 잃게 됩니다. 반대로 내가 먼저 내어준다면, 비록 당장은 잃은 것 같아도 나중에 반드시 거두어들일 날이 찾아옵니다.

저는 조금 손해 보며 사는 인생이 좋다고 생각합니다. 당장은 손해를 보더라도 내 시간을 내어 남을 돕고, 타인을 먼저 인정해주고, 비록 나를 미워하는 사람일지라도 먼저 따뜻한 마음을 내어주려 합니다. 그렇게 지내다 보면 내게 힘든 순간이 왔을 때 먼저 손내밀어주는 사람이 나타나고, 내가 성취를 이뤘을 때도 진심으로 기뻐해주는 사람이 나타납니다.

원하는 것이 있다면 똑같이 세상에 주어야 한다고 믿습니다. 사랑받고 싶다면 먼저 사랑을 베푸는 게 맞는 것 같습니다. 인생은 셈이 꽤 정확해서 내가 베푼 것은 어떤 방식으로든 내게 돌려줍니다. 운동이 성과 없이 노력만 쏟아붓는 것 같아도 나중에 반드시 내게 건강한 결과를 안겨주는 것처럼요.

20~30대 시절의 저는 받기보다는 주는 것을 주로 하던 사람이었습니다. 바보 같기도 했고, 손해 보며 사는 삶이 한심하게 느껴지기도 했지요. 하지만 지나고 보니 덕분에 주는 방법도 제대로 익혔고 나도 모르게 거두어들인 것도 점점 많아짐을 느꼈습니다.

한번은 제게 해를 끼치는 사람을 만나 마음고생을 한 적이 있습니다. 나만 손해 본 것 같아 많이 속상했지만 똑같이 되갚아주기보다는 마음에서 잊고 용서하기로 했습니다. 당장은 힘들었지만 지나고 보니 저는 조금 더 단단해져 있었고 해를 끼친 그 사람은 똑같이 미운 모습으로 살고 있었습니다. 그러니 내가 손해 본 것이 아니라 얻은 것이 있는 경험이었습니다.

갈등과 다툼이 있어도 상대에게 조금 더 양보하고, 내가 맞는 것 같더라도 상대에게 더 경청해보세요. 이런 태도는 닫힌 마음으로는 도저히 할 수 없는 것들입니다. 내 마음이 이렇게 활짝 열리면, 내 안으로 들어오는 것들도 많아질 수밖에 없습니다. 내가 준 만큼 돌려받는 것이 아니라 어디서든 넉넉히 담을 수 있을 만큼 내 그릇이 커지는 겁니다. 그리고 열린 마음으로 나누고 싶은 사람들은 자연스레 연결됩니다. 마음을 넉넉하게 나누는 사람들이 내 주위에 많아지니, 나는 그저 가만히 있어도 늘 얻는 게 많은 사람이 됩니다.

게으른 나

오래전에 '게으름은 속도가 아닌 방향성의 상실'이라는 문구를 본 적이 있습니다. 무릎을 '탁' 치게 하는 글이었습니다. '그래, 내가 게을러진 이유는 나아갈 방향을 찾지 못해서야.'라며 갈 길만 찾으면 항상 부지런할 거라 믿었습니다.

시간이 한참 지난 지금은 생각이 조금 달라졌습니다. 나의 게으름은 속도나 방향의 문제가 아니라 '체력'의 문제라는 걸 깨달았기 때문입니다.

학창 시절부터 누구보다 성실하다고 믿었던 제가 언젠가부터 눈앞에 처리해야 할 작은 문제들이 점점 버겁게 느껴지기 시작했습니다. 조금씩 일을 미루다가 마지막 순간이 닥쳐야 억지로 몸을 일으켜 벼락치기를 하듯 해결했습니다. 겨우 일을 마무리하고 나면 게으른 내 모습이 너무 한심하게 느껴졌지만 그렇다고 크게 바뀌진 않았습니다. 또다시 그러기를 한동안 반복했으니까요.

운동을 시작하고 1년쯤 지난 후 저에게 변화가 찾아오기 시작했습니다. 예전엔 보상도, 칭찬도 주어지지 않는 집안의 작은 일들을 처리하는 게 정말 싫었었는데, 어느새 일어나 몸을 움직이고 있었습니다. 아무것도 안 하고 있으면서도 항상 시간이 부족하다 느끼던 순간도 점점 줄어들었습니다. 그리고 가장 크게 달라진 점은 하루 종일 아무것도 안 하고 게으름을 피울 때도 마음 편하게 그 시간을 즐길 수 있게 되었습니다. 왜냐하면 해야 할 일들을 어느 정도 처리해뒀으니 지금의 게으름은 꿀 같은 휴식 시간이라는 마음이 들었으니까요.

우리는 회사에 나가면 일을 해야 하고, 시험을 앞두면 공부를 해야 하고, 아이와 있을 땐 육아를 해야 합니다. 그런데 좀처럼 시작하기 어렵고 여러 가지 이유로 눈앞의 일을 그저 미루고만 싶을 때가 있습니다. 이럴 때 내게 체력이 있다면 이야기가 정말 달라집니다. 어려운 문제를 피하고 싶어서 게을러지는 순간에도 한번 부딪쳐보자는 작은 힘이 생기게 되고, 매일 반복되는 지겨운 일들 때문에 게으름이 몰려올 때도 체력이 나를 일으켜줍니다. 그리고 일을 해내는 속도 또한 빨라지니 얼른 끝내버리고 쉬는 여유도 생기게 됩니다.

만약 지금 이루고 싶은 큰 목표가 있다면 더더욱 체력을 길러야할 것입니다. 목표가 클수록 헤쳐 나가야 하는 장애물들도 많을 것이고, 가려던 길이 길어져도 체력이 있어야 여정을 지속할 수 있을 테니까요. 체력을 기르는 일은 크게 어렵지 않습니다. 오늘부터라도 조금씩 몸을 일으켜 가볍게 운동을 시작해보세요. 머지않은 시간에 내 몸에서 활력이 생겨날 것이고, 오래된 게으름은 내가 눈치채지 못하는 사이에 점점 줄어들 겁니다.

나이 들어감에
대하여

낮에 잠시 비바람이 지나간 뒤

연둣빛으로 솟은 여린 풀들은 싱그럽고

짙은 초록 풀의 성숙함은 참 든든하다.

내게도 연둣빛 가득한 여린 날과 푸른빛 청춘이 있었고

진녹의 시절도 곧 찾아오겠지.

진녹의 시절에 나는,

센 바람에 꺾이지 말고

폭우에도 잎을 떨구지 말고

여린 잎들에게 바람막이와 우산이 되어주는

그런 든든한 풀이 되어 있기를.

영상과 사진으로 많은 분들과 소통하다 보니 종종 엉뚱한 질문을 받는 일이 생깁니다. 너무 늙어 보인다거나 웃기게 생겼다는 말도 듣고, 못생겼다는 이야기도 가끔 들립니다.

그럴 때는 화나는 감정보다는 이런 말들을 수시로 듣는, 저와 같은 일을 하는 어린 친구들이 상처받으면 어쩌나 하는 생각이 먼저 듭니다. '지나가는 바람보다도 하찮은 익명의 한마디에 푸르른 친구들의 기분이 우울해지겠구나. 만약에 콤플렉스라도 가진 친구라면 이런 댓글이 가슴 깊숙이 박힐 수도 있을 텐데….' 걱정이 됩니다.

쉰 살을 바라보는 제가 나이가 들었다고 느끼는 순간은 눈 밑의 주름을 발견하는 때가 아니라, 내 문제로 고민하는 시간보다 내게 조언을 구해오는 동생들이 많아지고 나보다 어린 친구들의 마음을 걱정하는 순간들이 더 많아질 때입니다. 그리고 선뜻 감정에 휩싸여 말과 생각을 내뱉기보다는 상대를 생각하며 한마디 한마디에 마음이 신중해지는 순간인 듯합니다.

나이를 먹고 보니 어린 친구들에게, 주위에서 험한 말을 들었다고 해서 마음 다칠 필요가 없다는 말을 해주고 싶을 때가 많습니다. 저는 누군가 악플로 웃기게 생겼다고 말하면 "제 얼굴을 보며 웃으셨다니 다행이네요." 하고, 늙어 보인다는 말에는 "마흔 후반인데 젊어 보이는 게 더 이상하죠?" 하고 웃어넘깁니다.

가끔은 어려 보인다는 애정 어린 댓글들도 있지만 사실 화장도 하고 조명이 밝은 곳에서 영상과 사진을 찍으니 그렇지 실제로 보면 그냥 똑같은 사십 대입니다. 그냥 조금 건강해 보이는 정도겠죠. 생기 있어 보이고 젊어 보인다는 말은 참 기분 좋은 칭찬이죠. 그런데 사실 저는 어릴 때부터 실제 나이보다 훨씬 더 많게 보는 경우가 많았어요. 저희 고등학교는 교복이 검은색이고 머리도 기를 수 있어서, 교복을 입고 학생 요금을 내면 버스 기사님들한테 한 번씩 붙잡혔지요. 키도 커서 친오빠나 친구랑 다니면 과외 선생님이냐, 누나냐는 이야기도 자주 들었어요.

물론 젊어 보이면 좋죠. 하지만 나이가 많다는 게 그리고 나이들어 보이는 게 결코 단점이 되는 게 아닙니다. 그런데 그걸 핸디캡처럼 생각하는 분들이 꽤 있다는 사실을 유튜브를 하면서 알게 되었어요.

제게 "남편이 세 살이나 어린데 불안하지 않아요?" 하고 물어오는 분들의 생각도 참 새롭게 느껴졌습니다. 그 말을 다르게 바꾸면 "당신은 허리가 두꺼운데 남편이 싫어할까 봐 불안하지 않나요?", "얼굴이 큰데 남편이 도망갈까 불안하지 않나요?" 등과 같지요. 애초에 질문 자체가 잘못되었다는 이야기입니다.

내가 나이가 어려야 남편이 좋아해주고, 내가 얼굴이 예뻐야 남자 친구가 좋아해주고, 내 외모가 출중해야 사람다운 대접을 받는다고 생각하는 그런 마음은 얼마나 힘들까요? 그런 악플을 다는 사람들의 말에 감정이 상하기보다는 그런 마음을 가지고 살아가는 사람을 안타깝게 생각해주면 그만입니다. 나는 현재 모습으로 충분히 당당하고, 충분히 멋지고 소중한 사람이고 또 누군가에게 잘 보이기 위해 나를 가꿔야 할 필요가 없으니까요.

어린 나이에는 들판의 풀처럼 비바람에 맞설 튼튼한 줄기와 뿌리를 갖추지 못합니다. 거친 비바람은 내게 시련을 주지만 잘 자랄 수 있는 수분도 함께 내려줍니다. 뿌리를 내리기에 너무 거친 땅은 자랄 때 힘들지만 내게 귀한 양분을 제공해줍니다. 그렇게 여리던 어린 풀은 시련을 견디며 점점 더 강하고 푸르른 풀이 되고 또 나무가 되어갑니다. 비바람은 머무는 게 아니라 내게 어떤 식으로든 배움을 안겨주고 떠나는 존재입니다. 어려움에 휘둘리고 쓰러지기보다는 그 자리에 꿋꿋이 뿌리를 내리고 성장할 수 있도록 자기 자신을 아껴주세요.

그리고 익명으로 악의적인 댓글을 남기는 사람들도 지금은 어두운 시기를 지나고 있는 건 아닐까요? '마음에 화가 차고 불안한 상황이겠지. 그러니 이런 나쁜 말들을 세상에 내뱉는구나.' 하는 연민을 가져보는 것도 좋을 것 같습니다. 악담을 일삼는 그들에게도 자신의 어두운 모습을 깨닫게 될 좋은 경험이 어서 찾아오길 바라는 마음도 가져봅니다.

과속보다는
기분 좋은 드라이브처럼

인생은 운전과 비슷한 부분이 많은 것 같습니다. 무리하게 추월하고 신호를 어기며 달리면 조금 일찍 목적지에 도달할 수는 있겠지만 가는 길에 사고가 날 확률이 커집니다. 무사히 도착했다 하더라도 뒤늦게 신호위반이나 속도위반 딱지가 날아와 갚아야 할 빚이 생기기도 합니다. 내 생각만 하고 내 목표만 보고 인생을 살다 보면 옆 사람을 불편하게 하기도 하고 멀쩡히 살고 있는 사람에게 억울한 사고를 안겨줄 수도 있습니다. 남들보다 더 앞서겠다고 주위를 온통 불편하게 만드는 인생에는 사고와 후회가 남게 되지요.

저는 빠르고 요란하게 과속하는 것 말고 옆 사람도 챙기고 바깥 풍경도 즐기며 느긋하게 기분 좋은 드라이브를 하는 것처럼 살고 싶습니다. 목적지에 조금 늦게 도착할지도 모르지만, 가는 길에 나눈 대화와 행복한 기분이 제게 남을 테니까요. 목적지만 향해 달리는 인생은 도착했을 때만 기쁨을 느낄 수 있지만, 과정을 즐기며 가는 인생은 매 순간이 기쁩니다.

그리고 사실 무리하게 과속하여 달리나 안전 운전을 하나 도착하는 시간에는 큰 차이가 없다고 합니다. 마음의 여유를 챙기며, 신호를 지키며, 기분 좋게 목적지로 가는 과정을 즐기는 게 낫지 않을까요.

완벽하지 않아서
아름다운

조금 못난 내가 조금 부족한 너를 만나 서로를 채워주고

내게 어려운 부분은 네가 거들어주고,

네게 버거운 부분은 내가 힘 보태주고,

그렇게 살라고 우린 모두가 조금은 모자라게 태어났나 봅니다.

완벽하지 않은 네가 참 고맙고,

완벽하지 않은 나라서 참 다행입니다.

인생은 이렇게 완벽하지 않아서 더 아름답습니다.

오늘을 앗아가는
걱정들

과거의 실수로 오늘이 괴로운 사람들이 있습니다. 내일의 걱정으로 오늘이 불안한 사람들도 있습니다. 과거와 미래의 걱정으로 오늘은 그저 힘들기만 합니다. 그렇게 행복을 뒤로 미루는 사람들을 참 많이 봅니다. 오늘 눈에 보이는 행복이 아니라 내일 일어날 성공에 대한 기대에서만 행복을 보려 합니다. 오늘 힘들게 하루를 보내며 미래만 행복하면 된다고 스스로를 채찍질합니다. 보잘것없는 지금 모습이 밉고 막연한 미래는 걱정투성이라 오늘의 나는 참 불행합니다.

이런 마음들은 우리에게서 진정한 '오늘'을 앗아갑니다. 오늘

접시를 닦고 있더라도, 잘 닦으면 나는 성장하는 중이라고 생각합니다. 과거의 실수와 내 처지를 비관하며 오늘의 기분을 망치면 내일도 행복할 수 없습니다. 내일의 걱정이나 어제에 대한 후회는 나의 오늘을 망칠 뿐입니다. 하루하루를 좋은 마음으로 채워가다 보면 나의 인생은 행복해진다고 믿습니다. 지금 힘들고 마음이 불안하다면, 내일의 걱정보다는 오늘을 살아보자는 바보 같은 믿음으로 그저 하루를 사는 것이 중요합니다.

어린 시절 저는 가세가 크게 기울고 가족 중 아픈 분이 계셔서 불안한 분위기에서 성장했습니다. 세상을 헤아리기 어려운 어린 나이였던 저는 힘든 마음이 생기면, 무거운 돌덩이 같은 그 마음을 어떻게든 걷어내고 그냥 주어진 하루를 살았던 것 같아요. 그러다 보니 꽤 웃을 일이 생겨나고 조금씩 잘하는 것도 많아졌습니다. 아무리 힘든 일이 있어도 하루는 버틸 수 있는 것 같아요. 그리고 다음 날 또 힘내서 하루를 살아가다 보면 꽤 괜찮은 인생이 만들어지는 것 같습니다. 그저 묵묵히 오늘 주어진 하루를 지내보면 어떨까요?

덜어내기

아름답게 나이 들어가려면 어떻게 해야 할지 곰곰이 한번 생각해봅니다. 제게 아름다운 사람이란 말과 행동에서 기품이 느껴지고 곁에 있으면 편안함을 주는 사람입니다. 소모적인 관계가 아닌 만나면 내게 좋은 기운을 주는 그런 사람이 제게는 참 아름다운 사람입니다. 그렇다면 아름다운 사람이 되려면 어떻게 해야 할까요? 고상한 말투와 편안한 웃음을 연습해야 할까요?

아름다운 사람이 되기 위해서는 새로 무언가를 배워야 한다기보다 지금 내 모습에서 덜어내기를 잘해야 한다고 생각합니다. 부정적인 생각을 덜어내고, 시기하는 마음을 덜어내야 합니다. 남을 험담하려는 마음을 덜어내고, 불평하는 마음을 덜어내야 합니다. 무언가를 채우고 싶다면 우선 불필요한 것들을 덜어내야 일이 쉬워집니다. 좋지 않은 마음을 덜어내며 생긴 공간에는 자연스레 여유가 차오릅니다.

조금은 느슨해진 마음으로 주위를 바라보고 남을 향하던 시선을 나 자신을 향한 관심으로 돌려봅니다. 상대에 대해 원망하는 시간은 다음을 대비하는 시간으로 대체해봅니다. 불평하는 시간은 변화를 도모하는 시간으로 바꿔봅니다.

인간의 얼굴은 마음의 간판이고 생활의 기록이라는 말이 있습니다. 부정적인 마음과 긴장으로 가득하던 마음을 하나씩 비워가며 여백을 조금씩 만들어보세요. 정신없이 꽉 찬 그림이 아닌 운치 있는 수묵화처럼 여백이 있는 아름다운 사람이 되어갈 것입니다.

시련을 대하는
자세

쫄깃하고 맛있는 떡이 되기 위해 절구에 찧어지는 찹쌀처럼,

날카롭고 멋진 칼이 되기 위해 수도 없이 정을 맞는 쇠처럼

우리는 시련이 올수록 성숙해집니다.

물론 적당히 물렁물렁한 떡이 되어도 무딘 칼이 되어도 괜찮습니다. 하지만 기왕 시련의 시간을 겪게 된다면 그 시간을 그냥 흘려보내지 마세요. 아프기만 하고 성장하지 못하면 너무 억울합니다. 다음에 또 맞을 때 마음의 준비도 되지 않습니다.

맷집을 기르고 단단해지세요. 세찬 주먹 같은 시련이 날아와도 배에 힘을 딱 주고 '그래, 쳐봐라! 나는 견딜 수 있다.'는 배짱을 가져보세요. 그러면 치려던 사람도 멈칫하게 됩니다. 나에게 꽂히는 주먹이 아파서 도망갈 정도로 단단해져봅시다. 시련을 겪으면 겁먹고 숨기보다 아픈 곳을 추스르고 내 마음을 치료하고 다시 한번 또 부딪혀보세요.

나는 곱게 보살핌을 받는 온실의 화초가 아니라, 비바람을 맞아도 나 혼자 설 수 있는 멋진 들풀이라고 생각해보세요. 바람이 세차면 맞서는 법을 배우고, 비가 매정하게 내리면 이를 식수 삼아 더 높고 곧게 하늘로 뻗어나가세요. 그러다가 내게 햇살이 비추면 다른 누구도 상상 못 할 만큼 커다란 기쁨으로 그 햇살을 즐기길 바랍니다. 나는 그럴 자격이 충분하니까요.

내 덕도
내 탓도 아니다

한 해, 한 해 나이가 들어갈수록 모든 것은 연결되지 않은 게 없다고 느낍니다. 연결된 모든 것이 어떤 전체를 이루는 것인지는 알지 못합니다. 하지만 사람도, 사회도, 서로가 없으면 존재할 수 없고, 과거의 경험이나 인연들이 없었으면 지금의 내 모습도 없다는 것을 가슴으로 느끼는 나이가 되었습니다.

만약 내 노력으로 적게라도 무언가를 이뤘다면 그건 혼자 해낸 것이 아닐 겁니다. 부모님의 성실한 유전자를 물려받았을 수도 있고, 깨우침을 주는 선생님을 만났을 수도 있고, 운 좋게 전쟁이나 분쟁이 없는 나라에서 태어나 그 모든 게 가능했을 수도 있습니다.

심지어 내게 상처를 주고 해를 끼쳤던 경험도 모두 교훈이 되어 지금의 내가 형성되었을 것입니다. 그러니 내가 이룬 것들은 다 내가 잘나서 이뤘다고 말하기에는 조금 부끄러운 면이 있습니다.

반대로 내가 아직 아무것도 이루지 못하고 어려움을 겪고 있다고 해도 마찬가지입니다. 오로지 나 혼자 못나고 게을러서가 아닐 수 있습니다. 타고나길 겁이 많아 시도를 못 했을 수도 있고, 지혜를 쌓을 환경이 좀처럼 주어지지 않았을 수도 있습니다.

만약 지금 내 삶이 조금 편안하다면 반드시 주위와 나누는 미덕이 필요합니다. 내가 열심히 일해서 얻은 건데 왜 실패해서 구걸하는 사람들에게 나눠줘야 하는지 묻는 것만큼 어리석은 고민도 없습니다. 이렇게 연결된 세상에서 사실 혼자 이룰 수 있는 건 아무것도 없으니까요.

경제적인 나눔이 아니더라도 나눌 수 있는 것이 참 많습니다. 도움이 필요한 사람에게 손을 내밀어주거나 내가 살면서 깨달은 지혜를 나눌 수도 있겠지요. 나누고 사는 것은 절대 손해 보는 장사가 아닙니다. 살아가며 나도 모르게 이미 받은 것들이 많은 데다 또 내가 받은 것들을 되갚는 것이 당연한 일이니까요.

내가 뛰어나다고 다 내 덕도 아니고 내가 부족하다고 다 내 탓도 아닙니다. 누구도 자만하거나 자책할 필요 없이 나누고 얻어가며 어울려 사는 게 참 중요한 것 같습니다. 나 혼자만 생각하고 내 가족만 생각하며 사는 것도 즐거울지 모릅니다. 하지만 더 큰 세상을 바라보고 기여하는 삶을 산다면 내게 주어진 인생보다 더 큰 삶을 사는 게 아닐까요? 그렇게 사는 인생이 진짜 멋진 인생이 아닐지 하는 생각이 드는 요즘입니다.

때가 있다

모든 것에는 때가 있다는 말이 있습니다. 김치가 익는 시간을 거쳐 맛이 들 때, 곡식이 여무는 시간을 거쳐 거둘 때처럼 무엇이든 저마다의 시간을 거쳐 그 '때'가 찾아옵니다. 라면처럼 휘리릭 몇 분 만에 익는 때도 있고, 곰탕처럼 오래오래 끓여야 먹을 수 있는 때도 있습니다. 이처럼 저마다 때가 다 다른데 하물며 재능도, 기질도, 성격도 제각각인 사람에게 정확한 때를 알아채기란 더욱 어렵겠지요.

나의 때는 내 성장 속도에 맞게 찾아오는 것입니다. 결혼할 때가 되었다는 것은 나이가 찼다는 말이 아닌 성인으로 충분히 타인을 배려하고 한 가정을 이룰 수 있을 만큼 성장한 때라는 뜻으로 여겨야 합니다. 또 사랑하는 사람과 서로를 충분히 알고 이해하며 둘이 잘 해나갈 수 있다는 마음이 들었을 때가 바로 프러포즈할 때라고 생각합니다.

때가 있다는 말은 한편으로 기다림이 있어야 한다는 말과도 같습니다. 인내하는 시간이 있어야만 합니다. 사람들은 자기계발서를 찾아보며 나는 왜 이러지 못하나 자책하곤 합니다. 하지만 아직 익어가는 과정에 있는 것일지도 모릅니다. 저는 무엇이든 꽤 오랜 시간을 들여 경험해야 하는 성격입니다. 그래서 뭔가를 빠르게 익히지 못하는 저를 대기만성 유형이라고 긍정적으로 생각하며 그냥 앞을 보고 나아갑니다.

어른들의 조언과 충고는 맞는 말이 다수입니다. 그런데 그것이 귀에 들어오고 가슴으로 이해되려면 경험이 필요합니다. 아들이 영 씻는 것을 싫어해서 제가 등 떠밀어 겨우 욕실로 보내곤 했습니다. 그런데 좋아하는 여자아이가 생기니, 씻어야 할 필요성을 가슴으로 확 느꼈나 봅니다. 요즘은 몸에서 쉰내가 아닌 샴푸 향이 납니다.

좋은 말은 머리로는 기억할 수 있지만 가슴으로 느끼고 이해하는 데에는 반드시 경험하는 것이 필요합니다. 때라는 것은 내가 경험하며 느끼고 알게 되어야 비로소 찾아옵니다. 모든 것에는 때가 있지만 세상이 정해주는 때는 없습니다. 내가 충분히 납득하고 느끼고 제대로 익었을 때 스스로 알게 되는 것이 바로 나에게 맞는 때입니다.

좀 못해도
괜찮아

모든 걸 잘 해내려는 마음을 버리면 솔직하고 당당해집니다. 저는 주변 사람들에게 "겁이 없는 것 같다.", "긴장을 잘 안 한다.", "기가 잘 안 죽는다."라는 말을 종종 듣습니다. 어릴 때부터 듣던 말은 아니고 성인이 되고부터 자주 듣게 된 말입니다. 큰일을 앞두고 긴장을 안 하는 방법을 알려달라는 친구들도 있었습니다. 물론 저도 긴장되는 순간이 있지만 작은 일에는 크게 긴장하거나 떨지 않는 것은 분명합니다.

당당한 마음과 자신감을 가지려면 능력을 키우면 된다고들 말합니다. 그런데 저는 생각이 조금 다릅니다. 매사에 자신감을 갖고 싶은데 그러려면 모든 일에 능력을 키워야 한다는 것이니까요. 그건 아무래도 제게 너무 어려울 것 같았습니다. 제가 긴장을 안 하는 이유를 곰곰이 생각해보다가 의외로 쉽게 답을 찾았습니다.

제가 긴장하지 않는 이유는 잘하려는 마음이 크게 없어서입니다. 대충하겠다는 뜻이 아니라 좀 못해도 된다는 마음을 늘 가지고 있어서인 것 같아요. 잘하려는 마음이 클수록 더 떨리고 피하고 싶어집니다. 최선의 모습을 보이려고 노력할수록 평소보다 더 못난 모습을 보이게 되는 경우가 많습니다. 그냥 하던 대로만 하자는 마음, 그리고 있는 그대로 보여주자는 마음을 가지면 의외로 더 자신감이 생기는 경우가 많습니다.

나는 보여줄 수 있는 만큼을 보여주고 그걸 보는 상대방의 판단은 내가 걱정할 일이 아니라는 마음을 가집니다. 말은 쉬워 보이지만 사실 내 모습을 편하게 보여주려면 평소에 내가 꽤 괜찮은 사람이어야 한다는 말이기도 합니다. 내가 할 수 있는 만큼을 했는데도 결과가 좋지 않다면 그저 받아들이고 다음을 준비하면 되겠죠. 다음에는 조금 더 나아져 있겠지 생각하면서요.

언젠가 구독자들과의 대화에서 남들보다 내가 이거 하나는 정말 잘한다고 생각되는 것 한 가지씩을 말해달라고 요청해봤습니다. 그랬더니 정말 좋은 대답이 많이 나왔어요. 다들 기가 막히게 잘하는 것이 한 가지씩은 있었습니다. 달걀말이를 누구보다 예쁘게 잘 만다는 분도 있었는데, 그분은 아마도 달걀말이 수업이 있다면 그 누구보다 멋지게 그 일을 해낼 겁니다.

'못해도 괜찮아. 나는 내가 잘하는 게 있잖아.'라는 마음을 가지면 상대의 장점도 시기가 아닌 고운 마음으로 바라보게 됩니다. 또한 나를 드러낼 기회가 생겼을 때 겁내지 않고 더 많이 시도하게 됩니다. 그러면 점점 내 모습을 제대로 드러내는 기술도 늘어나지요. 내게 부족한 부분을 찾아서 보완하는 것도 좋지만 내가 잘하고 있는 것을 알고 있는 것도 내게 큰 힘을 줍니다. 그리고 나에게 부족한 부분도 따뜻하게 인정하면 다른 사람들이 부족한 모습을 보일 때도 그 사람을 있는 그대로 존중할 수 있는 마음이 생깁니다.

오늘은 내가 남들보다 잘하는 게 뭐가 있는지 한번 생각해보세요. 엉뚱한 것일지라도 괜찮습니다. 의외의 것을 찾게 될지도 모르잖아요. 그리고 스스로 뿌듯함을 갖는 것도 잊지 마세요.

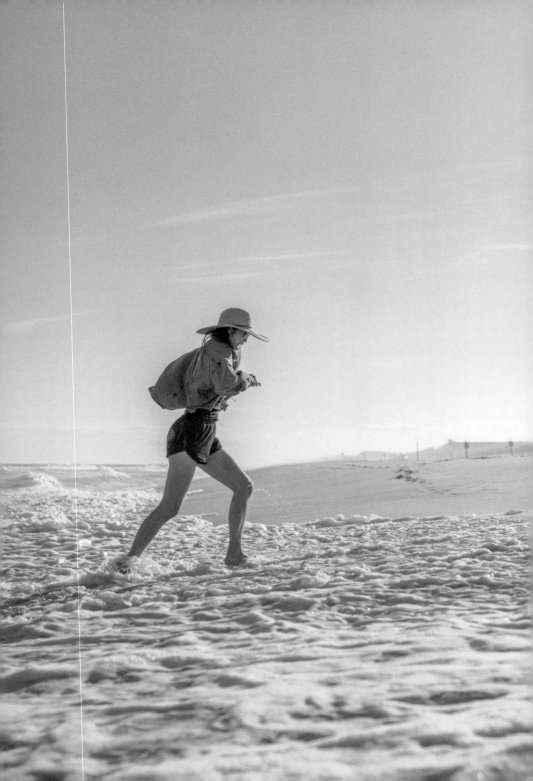

최선의 선택이
나에게 늘 최고는 아니다

나를 소중하게 생각하지 않는
사람에게 애정을 쏟는 것은
나에 대한 배려가 없는 행동입니다.

나를 한없이 **작아지게**
만드는 사람

나를 한없이 작아지게 만드는 사람이 있습니다. 나는 온 마음을
다해서 소중히 대해도 왠지 그 사람 앞에서는 조심스러워질 때가
있습니다. '내 자존감이 문제인가? 멀쩡히 당당하던 나는 왜 이 사
람 앞에선 안절부절못하는 걸까?' 생각하게 되지요.

이는 둘 중 하나일 수 있어요. 하나는 내가 이 사람을 생각하는
마음이 더 커서입니다. 기울어진 관계 속에서 내 모습이 자꾸만 부
족해 보이고 노력할수록 왠지 더 어려워집니다. 이럴 땐 아쉽지
만 소중한 내 자신을 위해 조금은 거리를 둘 필요가 있어요. 나머
지 하나는 이 사람이 나를 하찮게 여기거나 낮잡아보는 거예요. 노

력하는 내 모습을 고맙게 바라보지 않고 '네가 부족하니 나에게 잘 보이려 한다.'라고 치부하는 겁니다. 노력하면 할수록 나는 더 초라해집니다. 이건 상하가 생겨버린 관계이니 나 자신을 위해서라도 그만두는 게 좋습니다.

애정이 남아 있는 상황에서, 그것도 내가 이 사람을 더 아끼는 상황에서 관계를 정리한다는 것은 참으로 가슴 아픈 일입니다. 하지만 소중한 내 자신을 위해 단호하고 용감해질 필요가 있습니다. 왜냐하면 이런 관계는 그 사람보다 내가 못나서 생기는 일이 절대 아니기 때문입니다. 나를 소중하게 생각하지 않는 사람에게 애정을 쏟는 것은 나에 대한 배려가 없는 행동입니다. 내가 상대를 존중하면 상대도 나를 존중해주는 그런 사이가 건강한 관계입니다.

최선의 선택이
나에게 늘 최고는 아니다

　물냉면을 먹을지 비빔냉면을 먹을지, 버스를 탈지 지하철을 탈지, 우리는 매일 수많은 선택을 하며 살아갑니다. 때론 인생의 기로에서 중요한 선택을 해야 하는 경우에도 놓입니다. 대학에 갈 때 전공을 정하거나 평생을 함께할 배우자를 선택하는 것들이 그런 예지요.

　성공 지향적으로 살다 보면 이런 선택의 갈림길에서 내가 원하는 것보다 세상이 최선이라고 말하는 것을 선택하는 모습을 봅니다. 나는 글을 쓰는 작가가 되고 싶지만 주위에서 작가는 배고픈 직업이라 말하니 내 적성과 동떨어진 전공을 선택합니다. 배우자를 선택할 때도 내게 이끌림을 주는 사람보다 세상이 말하는 조건에 더 신경을 씁니다.

물론 그렇게 선택하여 인생에 더 나은 결과를 얻을 수도 있다고 생각해요. 다만 모두에게 최선이라는 것이 나에게도 늘 최선은 아니기 때문에 문제가 생기는 것입니다.

내가 원하는 것에 귀를 기울이기보다 세상이 좋다는 것에 맞춰 가다 보면 공허함이 찾아옵니다. 뷔페에 가서 나는 멸치볶음을 너무 먹고 싶은데, 비싸고 좋은 회를 먹는 게 최선이라는 말에 회만 잔뜩 집어 먹으면 왠지 좋은 걸 먹었는데도 허전한 마음이 듭니다. 운동도 그렇습니다. 지금 내게 맞는 운동이 아닌 최고로 좋다는 운동만 찾아서 하다 보니 내 체력에는 무리이고 몸만 힘든 경우도 생깁니다.

그렇다면 나에게 맞는 최선의 선택을 하는 방법은 무엇일까요? 우선 내가 정말 원하는 것이 무언지 알아야겠지요. 그러려면 많은 연습이 필요합니다. 어떤 선택이든 내 스스로 내리고, 결과가 어떻든 그대로 받아들이는 연습 말이죠. 후회되는 선택을 했더라도 아쉬운 마음까지 감당해내고 다음 선택에서는 조금 나은 결정을 하는 것입니다.

처음엔 '친구가 말한 대로 할 걸.', '엄마가 말한 대로 했으면 이런 후회 안 했을 텐데….'라는 마음이 들 때가 많을 거예요. 나의 잘못된 선택 때문에 남들보다 좋은 걸 못 가지는 아쉬움에 잠 못 드는 일도 생깁니다. 하지만 남 탓을 하거나 누구를 원망할 일은 생기지 않습니다. 내가 내린 결정이니까요. 그리고 잘못된 선택들 가운데 가끔 좋은 선택을 하게 되면 성취감이 정말 달콤합니다. 내가 만든 결과니까요.

스스로 선택하는 습관을 들여서 가장 좋은 점은 시간이 갈수록 더 나은 선택을 하게 된다는 겁니다. 바보 같은 결정을 백 번쯤 반복하다가 내 길을 찾게 되면 그 후로는 선택이 어렵지 않아집니다. 내가 좋아하는 것을 첫눈에 알아볼 수 있는 능력이 생기는 거죠. 그리고 주변을 원망하거나 후회하는 일도 줄어듭니다. 그러니 잘못된 선택을 하게 될까 봐 너무 걱정하지 마세요. 모든 일에 연습이 필요하듯 좋은 선택을 위해서도 마찬가지니까요.

우리는 마지막 순간까지 완성된 인생을 사는 것이 아니라, 늘 목표에 다가가는 인생을 살아간다고 생각해요. 실패의 순간에도 우리는 성장하고 있고 목적지에 조금씩 가까워지고 있는 중이랍니다.

새로 **시작하는**
연인들에게

　이십몇 년 전에 저는 GPS도 없는 차를 몰았습니다. 아마도 돈을 아끼느라 그랬겠죠? 지도책을 들고 그 차로 전국을 돌아다니며 서울이라고 쓰인 표지판만 보며 눈치껏 길을 찾아 무사히 귀가했습니다. 그 차에는 당연히 후방 카메라도 없었습니다. 남자 친구(현재 남편)가 면허를 따기 전이라 옆자리에 앉아 있었는데, 폼 잡으며 조수석을 잡고 괜히 뒤로 돌아보며 핸들을 돌리기도 했습니다. 그런데 요즘은 가까운 길도 구글맵을 안 보면 영 불안합니다. 후방 카메라에 너무 익숙해져서, 카메라 없이 후진을 잘할 수 있을까 싶을 정도입니다.

저는 신혼 때만 해도 '혼자 해결할 수 있는 능력을 잃는 순간, 나는 퇴보한다.'라는 생각으로 모든 걸 움켜쥐고 다 해내려고 애썼습니다. 하지만 아이가 생기며 힘에 부치니, 내려놓을 건 놓고 살아야만 했습니다. 대쪽 같던 성격 때문에 반쪽에게 의지해도 된다는 것을 힘들게 배웠습니다. 그런데 막상 내려놓고 나니 이렇게 편할 수가 없습니다. 이제는 저의 반쪽이 제게 GPS이고 후방 카메라 같은 존재가 되어 있네요. 그런데 구글맵도, 후방 카메라도 신뢰할 수 없을 만큼 엉터리였다면 마음 놓고 의지하지 못했겠지요. 내가 먼저 신뢰할 사람이 되면 상대가 내게 편하게 의지할 수 있게 되고, 상대도 내게 그런 사람이 되어주려 노력하게 되는 것 같아요.

요즘 새로 부부의 인연을 맺은 분들이 주위에 많아서 이런저런 추억이 떠올랐습니다. 지금은 비록 내 반쪽이 영 미덥지 않고 불안하더라도 점점 서로에게 마음 놓고 기대도 될 만한 믿음직한 구글맵이 되는 날이 올 거예요. 그러려면 나도 꽤 신뢰 가는 사람이 되어야 할 겁니다. 지도만으로도 기가 막히게 길을 잘 찾던 저는 이제 길 찾는 능력은 잃었지만, 든든한 구글맵과 GPS가 생겼습니다. 잃고 놓치는 것에만 아쉬워하지 말고, 새로 얻은 것에도 감사하는 그런 예쁜 관계를 맺길 바라봅니다.

엄마도 태어난다

아이가 탄생하는 순간 엄마라는 인생도 함께 태어납니다. 아이는 큰 울음으로 세상에 나온 순간의 놀라움을 표현하지만, 엄마는 육아를 겪으며 전혀 다른 세상을 서서히 접하게 됩니다. 출산 전의 인생을 떠나보내야 할지도 모른다는 걸 머리로만 이해하다가 막상 실제로 겪게 되면 여간 힘든 게 아닙니다. 십수 년이 지난 이제야 서서히 엄마가 되기 이전의 시간이 기억에서 옅어진 듯합니다.

새로운 인생이 닥쳐올지도 모르고 겪었던 초보 엄마 시절의 내가 안쓰러운 마음이 들어서일까요? 저는 갓난쟁이를 안고 있는 엄마를 보면 늘 가슴 한구석에서 뜨끈한 감정이 올라옵니다. 유난히

버둥대는 아들을 어르며 지친 얼굴을 한 엄마를 보면서 제가 지을 수 있는 최고의 미소를 보내며 '그 마음 알아요. 힘내요. 잘하고 있어요.'라고 텔레파시를 열심히 보내기도 합니다.

이제 저는 섣부른 몇 마디가 마음을 더 혼란스럽게 할 수 있다는 걸 알아버린 선배 엄마가 되어 있네요. 초보 엄마 시절, 왜 미리 겪은 엄마들이 이 혼란을 나에게 설명해주지 않았는지 원망 아닌 원망을 했었는데, 이제는 왜 그랬는지 알 것 같은 나이가 되었어요. 그리고 각자 다른 폭풍 같은 시간을 잘 이겨내고 새로운 인생을 잘 일구어갈 것도 알아버렸고요. 그래서 오늘도 엄마들을 보며 말보다는 미소로, 마음 가득 따뜻한 응원을 보냅니다.

과한 정성보다
부족하지 않은 사랑이면 충분하다

어느 날 발달 장애가 있는 첫째 아이 학교에 학부모 상담을 다녀왔습니다. 많은 것을 가졌지만 그만큼 많은 것이 부족한 아이를 두고 두 어른이 대화를 나눕니다. 어떤 도움을 줄 수 있는지에 집중하는 선생님은 아이의 부족한 부분에 대해서 진지하게 고민하고 있습니다. 조금씩 나아지고 있는 아이의 모습을 이야기할 땐 선생님의 눈이 반짝거립니다. 감격스러워하는 모습에서 학생에 대한 많은 애정이 느껴집니다.

그 앞에 앉은 엄마에게는 이 아이의 부족함은 보이지 않습니다. 그저 이 아이의 미래는 어떻게 펼쳐질지가 궁금할 뿐입니다. 엄마는 마치 귀한 씨앗을 얻어다 심어놓고선 대체 무슨 꽃으로, 어떤 열매로 피어날지 모르는 그런 기분입니다. 도대체 얼마나 물을 줘야 할까? 햇볕은 얼마나 쬐어야 좋을까? 정답은 알 수가 없으니 그저 새싹이 자라나는 모습을 조심스레 지켜봅니다. 너무 메말라 보이면 물도 조금 더 줘보고, 잘 안 자라는 것 같으면 해가 좋을 때 창가에도 내놓습니다. 무슨 꽃으로 필지는 씨앗의 마음이니 엄마는 그저 곁에서 과하지도 부족하지도 않게 지켜만 봅니다. 오래오래 지켜보다가 핀 그 씨앗이 손톱보다 작은 제비꽃이면 어떻고, 내 얼굴보다 더 큰 해바라기면 또 어떨까 싶습니다. 엄마는 이 씨앗이 제때가 되었을 때 시든 곳 없이 싱싱하고 푸릇하게만 피어준다면 그걸로 행복할 것 같다고 생각합니다.

선생님과 대화하고 오면 아이에 대해서보다는 엄마인 저의 마음가짐을 다시 점검하고 오는 것 같습니다. 저는 뜬구름 잡듯이 '다 잘될 거야. 행복한 게 최고야!'라고 생각하는 엄마인데, 엄마와 다른 시각으로 아이를 바라봐주는 또 다른 어른이 주위에 있다는 것이 고맙게 느껴집니다. 그리고 아무리 많은 어른이 씨앗에 대해 고민하고 논의하더라도, 그 씨앗은 자기 그릇대로 자기가 피고 싶을 때 자기가 드러내고 싶은 모양으로 피어줄 거라 저는 믿습니다. 과한 정성보다는 부족하지 않은 사랑이면 충분하다는 생각이 든 하루였습니다.

아니까 좋고
몰라도 좋다

오늘 산책하면서 아들이 물어봅니다. "엄마, 내가 공원에서 레모네이드 파는 거 하면 돈을 얼마나 벌까? 컴퓨터게임을 만들면 누군가가 사줄까? 그런데 레모네이드도 게임도 잘 만드는 사람이 엄청 많은데 내가 과연 성공할 수가 있을까?" 13살 아들은 아직 사회에 나가 직접 부딪쳐본 적이 없으니 머릿속으로만 시뮬레이션을 이리저리 해봅니다. 똑똑한 첫째는 생각이 길어질수록 세상에는 내가 모르는 부분이 아주 많다는 걸 알게 됩니다.

반대로 공부에 흥미도 없고 참 단순한 둘째는 지난주에 캐나다의 고모네 집에서 동갑내기 사촌과 구슬을 끼워서 팔찌를 잔뜩 만들었답니다. 그걸 둘이 집 앞에서 팔았는데 이틀 동안 70달러를 벌었습니다. 많이 알아서 어려울 때가 있고 몰라서 이렇게 좋을 때도 있습니다.

첫째의 마음속의 이런저런 두려움은 아직 안 해봤기 때문에 생기는 마음입니다. 사실 뭐든 막상 해보고 나면 별것 없는데, 안 해봤기 때문에 어려워 보이고, 남이 하면 그게 참 대단해 보입니다. 많은 이야기를 해주고 싶었지만 잔소리가 될까 봐 아들에게 "해보면 다 별것 아니다. 세상 어떤 일도 일단 해보면 다 할 만하단다. 잘 모르겠고 어려우면 하면서 배워나가면 된다. 지금 성공해서 잘하고 있는 사람들도 잘 들여다보면 특출한 것도, 대단한 것도 없단다. 세상에는 못하는 사람, 잘하는 사람이 있는 게 아니라 한 사람과 안 한 사람이 있을 뿐이더라."라고 이야기해줬습니다.

이 말은 사실 제 인생의 모토이기도 합니다. "일단 해보면 다 별것 아니다. 처음부터 너무 잘하려고 하지 말자 어차피 잘 안된다." 이 말들이 느긋한 제 성격의 근원인 것 같습니다. 그렇다고 대충 살자는 이야기는 아닙니다. 시작을 어려워할 필요가 없다는 뜻입니다.

내 세상과
너의 세상

다툼이 생기면 "내가 뭘 잘 못했는데?", "네가 틀렸고 내가 맞잖아!"라고 말하기보다 그냥 "미안하다. 내 생각이 짧아서 네 마음을 헤아리지 못했구나."라고 말해보세요. 설령 내 말이 다 맞다 하더라도 그 사람 세상에선 전혀 받아들여지지 않을 수도 있겠다고 생각하는 순간 진정으로 너와 나 두 존재가 다 인정됩니다. 다름을 존중할 수 있게 되고 동시에 나의 세상도 나 스스로 존중하게 됩니다. 이 큰 세상에서 기왕이면 내 세상도 멋지고 탄탄하게 자리하고, 네 세상도 근사하게 제대로 서줬으면 합니다. 같아서 좋은 것도 많지만 달라서 좋은 것은 더 많습니다. 똑같은 마음만 존재한다면 배울 것도, 얻을 것도, 신기해할 것도 없습니다.

　아들이 학교에서 선생님과 트러블이 생긴 적이 있습니다. "엄마도 그런 기분이 든 적이 있어. 이해해."라고 말했더니 아들이 "엄마가 나를 만들었고 나는 엄마 유전자를 많이 받은 건 맞지만, 내 인체가 구성되며 나는 완전히 다른 한 사람으로 생겨난 거야. 그래서 엄마가 나를 다 안다고 생각하면 오류가 있을 수 있어."라고 설명해줍니다.

　아이의 뚱한 말에서 또 작은 깨달음을 얻습니다. 엄마는 엄마 세상에서 너를 바라보며 말하고 있었다는 것을 알게 됩니다. 네 안에 작은 세상은 네가 잘 만들어갈 거라 믿는다고 말해주고 엄마의 오지랖은 그저 안아주는 걸로 마무리했습니다.

나의 캔버스

미대를 다닐 때, 교수님들이 과제물을 평가하는 게 참 어렵겠다는 생각을 한 적이 있습니다. 예술 작품에 점수를 매긴다는 게 의미가 있을까 하는 생각이 들어서였어요. 작품은 작가의 지극히 주관적인 표현물이고 받아들이는 관객에 따라 경험과 해석도 다 다르니까요.

우리의 인생도 정답이 명확한 수학 문제 같은 게 아니라, 내 주관이 담긴 예술 작품 같다고 생각해요. 내가 주체가 되어 그려나가는 그림이니 나와 전혀 다른 삶을 살고 있는 타인의 판단이나 평가는 크게 의미가 없습니다. 나의 인생은 철학적이고 심오한 그림일 수도 있을 겁니다. 재미와 위트가 있는 그림일 수도 있고, 아름다운 풍경화 같을 수도 있겠죠. 때론 내 인생이 타인이 이해하기 어려운 난해한 그림 같을 수도 있고, 어두운 그림일 수도 있습니다. 하지만 장르가 무엇이든 이것은 내가 내 스타일로 그려나가는 인생입니다.

살아생전에 빈센트 반 고흐는 평론가들에게 크게 인정받지 못한 작가였습니다. 그렇다고 고흐의 그림이 가치가 없고 아름답지 않았던 게 아닙니다. 고흐가 내 작품은 팔리지 않고 인기가 없으니 남들이 좋아할 만한 그림이나 그리자고 했더라면 우리가 좋아하는 〈별이 빛나는 밤〉이나 아름다운 〈해바라기〉 그림들은 만들어지지 않았겠죠.

내가 주체가 되어 내 인생을 그려나가다 보면 나만의 장르가 만들어진다고 생각해요. 겹겹이 쌓아 올려 만들어내는 유화 작품처럼 내 인생에 아름다운 붓질을 해나가는 겁니다. 수정하고 고쳐가고 빛을 더해가고 입체감도 만들면서요. 타인에게 붓을 쥐여주고 내 캔버스에 마구 칠하게 두지는 말아야 합니다. 내가 중심이 되는 그림을 조금씩 천천히 그려나가다 보면 작품은 더욱 깊어지게 될 테니까요.

저는 미술 작품을 볼 때 평가보다는 이해를 하려고 합니다. 작품이 완성되기까지의 작가의 삶과 마음이 궁금해집니다. 타인의 인생을 바라볼 때도 작품을 보는 마음으로 바라보면 어떨까요? 이 어두운 면은 어디에서 비롯되었을까? 날카로운 인상에도 스토리가 숨어 있겠지? 이 사람의 따뜻한 마음은 어떤 삶의 결과물일까? 그를 판단하기보다는 감상하며 바라봅니다. 그리고 이 사람이 내게 영감을 준다면 고마움을 느끼고, 예술 작품이 준 감동처럼 그 사람의 인생이 내 마음에 깊숙이 새겨집니다.

내 삶을 내 생각과 색깔로 채워나가고 실수와 어려움도 솔직하게 칠하면서 캔버스를 나의 경험으로 덮어가다 보면, 어떤 삶이든 날이 갈수록 감동을 주는 좋은 작품으로 완성되어 갈 것이라 믿습니다.

스물다섯 번째

꽃

　지난겨울에도 지지난 겨울에도 꽃을 피웠던 난이 올해도 어김없이 스물다섯 송이의 꽃을 다 피웠습니다. 봄, 여름, 가을 내내 앙상한 가지로 지내다가, 겨울만 되면 이렇게도 화려하게 미모를 뽐냅니다. 스물네 송이가 피고 하나만 봉우리로 한참을 있길래, 이 느린 녀석은 올해는 안 피려고 그러나 은근히 마음이 쓰였는데요. 참 기특하게도 늦되었지만, 다른 친구들 못지않게 아름답게 피어났습니다. 못 피어나고 있는 봉우리에게 너는 역시 안 될 것 같다고 핀잔주지 않고 조용히 응원하였더니 자기 때에 맞춰 이렇게 피어나줍니다.

오늘도 틀린 글자가 잔뜩 쓰인 학교 숙제를 들고 와서는 자랑스럽게 내미는 막내를 보며, 나도 인내하고 기다려보자는 마음을 가져봅니다.

My Life is
Good!

제가 남편에게 하루에도 여러 번 하는 말이 있습니다. 남편이
"오늘 하루 어땠어?"라고 물어오면 "좋았지! My life is good."이라
고 대답하는 것이죠. 뭐 좋은 일이 생긴 것도 아닌데 제 마음 상태
가 편안하면 제 라이프는 굿입니다.

당장 걱정할 큰일이 없고, 집에 다친 사람이 없고, 누군가에게
해를 끼친 일이 없으면 이날은 행복합니다. 아침에 일어났는데 날
씨가 좋으면 굿이고, 혹 아이들이 다치더라도 크게 안 다쳤으면 다
행이니 굿입니다.

별것 아닌 것들에 의미를 부여하다 보면 주위가 행복할 일투성

이로 변하기도 합니다. 앞으로 평생 걸어 다닐 걸 알면서도 아이의 첫걸음마를 보면 기쁜 마음이 들듯이 주위의 작은 것들에 기뻐하다 보면 일상의 사소한 것들이 의미 있게 느껴지기 시작합니다.

조금 산만하고 자주 덤벙대는 저는 오늘 영상통화를 하다가 카펫에 또 커피를 쏟았습니다. 덕분에 전화기를 떨어뜨리고 치울 것들이 많아졌지만 화면 건너편 친구의 황당해하는 표정과 큰 웃음소리 덕분에 이 또한 행복한 순간이 되었습니다.

제가 남편에게 "My life is good!"이라고 말하는 것은 '나는 현재 내 삶에 만족하니까 내 걱정은 안 해도 돼.'라는 의미이기도 합니다. 남편에게 보내는 제 방식의 응원 신호입니다. 곁에 있는 사람인 내가 편안해야 이 사람도 마음이 편하지 않을까 싶어서 하던 말이 습관이 되었는데 이젠 정말 제 삶이 굿이라는 믿음이 듭니다.

세상에 거저 주어지는 것은 없듯이 행복도 얻으려 노력해야 한다고 생각합니다. 그리고 그 노력은 크게 힘든 일이 아닙니다. 행복한 일이 있어서 행복한 게 아니라 별것 아닌 것들에 행복해하다 보면 행복해지고, 웃을 일이 있어서 웃는 게 아니라 웃다 보면 웃을 일도 생기게 될 테니까요.

생긴 대로
살기

주변 지인들은 저에게 늘 에너지가 넘치고 많은 일을 한다고 말합니다. 그리고 저와 많은 시간을 보내는 가족들은 제가 꼼짝도 안하려 한다고 말합니다. 에너지 넘치는 모습도 제 모습이고, 겨울잠자듯 꼼짝하지 않는 모습도 접니다. 저는 충분히 휴식하고 혼자 사색하는 시간을 가져야 비로소 무언가를 해낼 마음과 힘이 생깁니다. 대신 일을 할 때는 누구보다 빠르게 생각하고 움직입니다. 마치 단거리 선수처럼 있는 힘껏 일을 하고 결정도 빠르게 내리는 편입니다. 그리고 다시 긴 재충전의 시간을 갖습니다.

반대로 제 남편은 24시간이 비교적 균등합니다. 일을 시작하기 전에 예열하는 시간도 크게 필요가 없고 아이들과 놀다가도 바로 책상에 앉아 다른 일을 시작할 수 있습니다. 처음엔 조금 느리지만 휴식도 없이 길게 일 처리를 해낼 수 있습니다. 마치 마라톤 선수처럼 시작부터 페이스를 잘 조절하고 마무리가 될 때까지 지치지 않고 일을 즐깁니다.

저희 부부는 그래서 운동 스타일도 아주 다릅니다. 저는 제 성격처럼 짧은 시간에 큰 효율을 볼 수 있는 운동을 좋아하고, 한판에 승부를 내는 격렬한 검도를 좋아합니다. 반면에 남편은 달리기나 자전거 타기처럼 인내를 요구하는 운동을 잘하고 마라톤도 어렵지 않게 해냅니다. 어떤 게 좋다 나쁘다 말할 수는 없는 것 같아요. 내게 맞는 운동과 인생을 찾아 살고 있으니 둘 다 잘하고 있는 것이겠죠.

가까운 가족이나 친구들만 봐도 성격이나 기질이 제각각입니다. 남들과 다른 우리는 그렇게 모두 다르게 사는 것이 맞다고 생각합니다. 인생에는 모범 답안이 없어서 남들에게 어떻게 사는 게 맞는지 훈계할 수도 없습니다. 태생적으로 꿈도 많고 이루고 싶은 것도 많은 사람에게 욕심내는 것은 나쁘니 자족하며 살라고 말한다면 그 사람은 가슴이 답답해질 것입니다. 그리고 일상에 만족하고 감사하며 사는 사람에게 무조건 일등을 해야 한다며 경쟁심을 기르게 한다면 그 또한 정말 불편한 일입니다. 이는 마치 고기를 먹고 초원을 뛰어다녀야 하는 동물에게 울타리 안이 안전하며 당근을 먹는 것이 몸에 좋다고 길들이는 것과 같겠죠.

사람이든 동물이든 생긴 대로 사는 게 가장 좋은 것 같습니다. 부러운 인생이 있다고 해서 나를 그것에 맞게 뜯어고치려 하기보다는 내 성향대로 잘 사는 방법을 알면 됩니다. 자기계발서 속 타인의 성공 법칙을 따라 하기보다는 나만의 성공 비법을 찾아보세요.

만약 내가 성공에 욕심이 많다면 욕심을 버리기보다는 살면서 남들보다 많은 실패를 겪을 거란 걸 알면 되지 않을까요. 실패의 순간이 왔을 때 그 시련을 어떻게 지혜롭게 헤쳐가고 마음이 다치지 않을지를 배우면 될 것입니다. 설령 마음이 다치더라도 다시 제자리로 돌아올 수 있는 마음의 근력을 기르는 게 도움이 되겠지요. 나는 성공보다 마음의 편안함이 더욱 중요한 사람이라면 주변의 강요나 외부의 변화에 흔들리지 않게 내면을 더 단단하게 하는 방법을 익혀보세요. 못하는 걸 억지로 익히기보다는 내가 잘하는 것을 인정하고 그에 맞춰 대비하며 사는 게 더 효율적인 것 같습니다.

이렇게 다른 우리가 함께 살아가는 데 필요한 것은 이해와 타협입니다. 저와 남편이 다르듯 우리 둘 사이에서 태어난 두 아이 또한 성향이 제각각입니다. 서로 다른 넷이 한 가지 일을 같이 해야할 때, 예를 들어 쇼핑을 가야 하거나 자전거를 타러 나갈 때면 하기 싫다는 사람이 꼭 나옵니다. 설득하고 신발을 신기까지의 과정이 매번 여간 성가신 일이 아닙니다. 엄마라는 파워로 우겨서 억지로 데리고 나갈 때도 있지만 그러고 나면 반드시 불만이 폭발합니다. 이럴 땐 긴 호흡과 인내가 필요합니다. 각자 생긴 대로 취향을 존중하되 상대는 나와 다르게 느끼고 생각할 수 있으니 열린 마음으로 이해하려는 노력이 필요합니다.

내 생긴 모습대로 살면서 타인의 다름도 인정하게 되면, 못하는 것을 지적하고 자책하기보다는 장점을 바라보고 존중하는 마음이 생깁니다. 그리고 나와 다른 길을 가는 사람들을 너그러운 마음으로 응원해줄 마음의 여유도 생기지요.

삐뚤어진
거울

'빅씨스 언니, 요즘 고민이 있어요.'라고 시작하는 메시지를 많이 받습니다. 고민을 글로 쓰다 보면 마음의 정리도 되고 답도 종종 찾게 되니 참 좋습니다. 그중에서도 가장 많이 받는 메시지는 노력해도 나아지지 않는 '관계'에 대한 걱정이 담긴 글들입니다. 저도 덕분에 이런저런 생각을 많이 하게 됩니다.

같은 마음으로 다가가도 어떤 이는 나를 고마운 사람, 착한 사람으로 여기고, 어떤 이는 나를 쉬운 사람, 만만한 사람으로 여길 때가 있습니다. 이건 누구나 겪는 일입니다. 그런데 나를 밉게 보는 사람에게 좋게 보이려 애써도 크게 달라지는 건 없는 것 같아요. 거울이 휘어져 있으면 어떤 모양으로 다가가도 그 형상은 삐뚤어져 보입니다. 삐뚤어진 거울에 예쁘게 보이려 나를 비틀고 휘게 한다면 참 어리석은 행동이겠죠. 맑고 고른 거울 앞에 섰을 때 내가 바르고 옳아 보이면 된다고 생각합니다.

상대에게 비친 내 모습을 보고 나를 정의하기보다는 내 모습은 내 거울에 비춰보는 게 맞습니다. 그러려면 우선 내 거울이 깨끗한지, 휘지는 않았는지 잘 살펴봐야 합니다. 그리고 이런저런 타인의 생각을 걱정하며 보내는 시간은 별 의미 없으니 그 시간에 그냥 10분이라도 운동하고 기분을 푸는 게 낫지 싶습니다.

찔끔찔끔의
미학

적은 노력을 하찮게 보거나 소용없는 짓이라고 치부하는 사람들이 많습니다. 제가 5분, 10분 만이라도 운동해보라고 말하면 그래봤자 아무 도움 안 된다는 댓글이 꼭 올라옵니다. 이분들은 5분, 10분이 줄 수 있는 시작의 힘을 아직 못 느껴봤기 때문이겠지요. 그래서 저는 더욱 자주 작게라도 시작하길 권합니다. 왜냐하면 이 5분, 10분에 당신의 인생을 통째로 바꿀 힘이 실려 있기 때문입니다.

제 남편을 예로 들어볼게요. 20대였을 때 남편은 갑자기 3D를 한번 취미로 배워보고 싶다고 말했습니다. 매일 야근을 하는데도 힘이 남아 있었나 봅니다. 그날부터 야근하고 집에 오면 하루 10분이라도 컴퓨터 앞에 앉아 이것저것 시도해보기 시작했어요. 절대 길게 앉아서 뭔가 배울 시간이 없었는데도 조금씩이라도 매일 책상 앞에 앉았습니다.

몇 달이 지나고 제게 뭔가를 만들었다며 자랑스럽게 보여줬어요. 정말 어떻게 대답해야 할지 모를 정도로 결과물은 보잘것없었습니다. 저는 그 난감한 결과물 속에서 최선을 다해 장점을 찾아내어 칭찬해주고 대단하다며 응원해줬습니다. 하지만 마음속으로는 솔직히 이 분야에는 소질이 전혀 없는 것 같은데 시간 낭비하는 게 아닐지 하는 생각도 들었습니다. 그렇게 찔끔찔끔 해나가기는 계속되었고 나중엔 정말 대단한 실력을 갖추게 되었습니다. 그 경험을 도대체 어디다 쓰게 될지도 모르고 시작했었는데 그 덕분에 나중에 운영하던 회사의 3D 팀을 만드는 계기가 되기도 했습니다. 이런 찔끔찔끔 공부하는 방법으로 남편은 프로그래밍도 배우고 다른 기술들도 배워서 지금은 소프트웨어를 만드는 회사를 운영하고 있습니다.

이외에도 이 찔끔찔끔 5분, 10분으로 이루게 된 것들이 너무나도 많습니다. 저는 아이를 양육하며 찔끔찔끔 훑어보던 인테리어

책들과 인터넷 사이트들에서 얻은 지식으로 몇 년 뒤에 멋지게 집을 고쳐 큰 수익을 내기도 했고, 출산 후 겨우 5분, 10분씩 짬 내서 시작했던 운동 덕에 지금은 저와 비슷한 분들을 위해 운동 영상을 올리는 유튜버가 되어 있습니다.

거창한 시작이 거창한 결과를 만들어주는 게 아닙니다. 작게라도 지속하는 힘이 내게 결과물을 안겨줍니다. 아기 주먹만 한 눈덩이라도 조금씩 굴리며 앞으로 나아가면 큰 눈사람을 만들 수 있습니다. 그게 못생긴 눈사람이나 찌그러진 눈사람이더라도 상관없습니다. 나는 앞으로 나아가보았고 한번 나아가본 사람들은 다른 일에서도 나아갈 힘을 갖게 되니까요.

다음 날이면 녹아버릴 눈사람을 왜 힘들게 굴리냐고 말하는 사람들은 머리로만 태산을 쌓아보았지 내 손으로는 작은 모래성도 쌓아보지 못했을 가능성이 큽니다. 주위에서 뭐라고 말하든 우리는 찔끔찔끔 하루에 한 걸음이라도 계속 앞으로 나아가는 사람이 되어야 합니다.

운칠기삼이 아니라
태도

저는 삶이 원하는 방향으로 가는 길은 운도, 환경도, 재능도 아닌 그 사람의 태도에 달려 있다고 믿는 사람입니다. 제가 말하는 태도란 누군가에게 보여주거나 이득을 위해 취하는 태도가 아니라 매사에 바른 마음가짐을 가지는 걸 말합니다. 일을 대하는 태도, 어려움에 대처하는 태도, 사람을 대하는 태도, 실수를 대면하는 태도 말입니다. 구멍가게에 취업해도 내 가게처럼 생각하는 책임감 있는 태도를 가진 사람에게는 반드시 더 나은 기회가 열린다고 생각합니다. 누가 안 보고 있다고 슬쩍 이익을 취하는 이기적인 태도를 가지면 그 사람에겐 슬쩍해서 기뻤던 그 정도 이상의 기쁨은 인생에 찾아오지 않습니다.

우리 주위에는 언제나 배울 점이 많은 훌륭한 사람들이 있습니다. 사회초년생일수록 더 그렇죠. 그 큰 사람들 눈에 내 작은 그릇은 아무리 과장하고 꾸미려 해도 잘 보이게 마련입니다. 사람들은 종종 내 눈에 보이지 않으면 존재하지 않는다고 착각합니다. 세상은 내가 아는 만큼만 보이기 때문이겠죠. 남들은 모르겠지 하는 마음으로 내 잇속만 챙기고, 남의 이득을 가로채는 엉큼한 짓을 해도 주위에선 나를 나무라지 않을 겁니다. 하지만 나보다 크고 바른 사람들은 이미 내 그릇을 빤히 알고 있습니다. 아무 말 안 해주니 그냥 나만 모르고 있는 겁니다. 부모님 슬하에 있을 때는 내가 잘못된 길을 가면 애정과 걱정으로 나에게 잔소리로라도 해주지만, 독립한 뒤 직장 상사나 주위 사람들은 내게 그런 지도를 해주지 않습니다. 상대에게 기분 안 좋을 이야기를 해서 득이 될 게 없기 때문입니다.

나중에 분명 좋은 기회나 자리가 생겼을 때 그 큰 사람들은 나를 절대 먼저 떠올리지 않을 겁니다. 믿음직한 사람이 아니니까요. 이게 바로 어떤 이에게는 기회라는 게 좀처럼 안 오는 이유입니다. 떡이 하나 생겨도 평소 마음이 갔던 사람이 먼저 생각나듯이 그 기회는 평소 바른 태도를 가진 이에게 돌아갈 겁니다.

저는 대학 4년간 몇몇 학원에서 아르바이트로 아이들을 가르쳤는데 한번은 제가 정말 최선을 다해 열심히 일해도 월급을 제때 주지 않는 보스를 만났습니다. 어른들의 세상은 이리 쓰다고 생각했고 그 뒤에도 힘든 경험은 몇 번 더 있었습니다.

그래도 다음 학원에 가서도 돈을 받는 일이니 그 몫은 해야 한다는 생각에 똑같이 성심을 다해 일했습니다. 1년쯤 지나고 학원이 확장하게 되었는데 새 학원을 맡아 전체를 운영해달라는 제의를 받았습니다. 거긴 이미 오랫동안 일한 선생님들이 많았고 그분들이 쉴 때 제가 아이들을 챙기고 있어도 보는 사람도, 알아주는 사람도 없다고 생각했었습니다. 그런데 어떤 경로로인지는 모르지만 제 업무 태도가 원장의 귀에 들어갔나 봅니다. 정말 좋은 조건의 기회였으나 제 꿈이 학원 운영이 아니었던지라 고사했습니다. 하지만 그때 정말 큰 교훈을 배웠습니다. 누가 보든 안 보든 내가 매사에 성실히 임하면 반드시 기회가 주어진다는 것을요. 만약 몇 번의 쓰라린 경험으로 '혼자 애써봤자 나만 손해.'라는 생각을 하고 태도를 바꿨더라면 저는 기회가 어떤 때에 주어지는지 몰랐겠지요. 시간이 지난 후에 제가 사람을 고용하고 기회를 줄 때도 태도가 바른 사람에게 향한다는 걸 알게 되었어요.

지금은 비록 능력이 조금 부족해도 태도가 바르다면 내게 성장할 기회가 반드시 주어집니다. 타고난 능력도 물론 중요하지만 세상일이라는 게 막상 여러 번 하다 보면 능력치가 웬만큼은 쌓이게 됩니다. 그러려면 성장의 기회를 많이 얻는 것이 중요합니다.

그리고 기회는 내 태도로 만들어가는 겁니다. 누구는 운이 좋아서, 좋은 사람이 곁에 있어서, 부자 부모를 둬서 나보다 나은 기회를 얻었다고 불평하는 것은 내가 그만큼 밖에 못 본다고 세상에 떠드는 것밖에는 안 됩니다. 타인의 성공에 대한 불평과 시기는 잠깐의 위안은 되겠지만 내게 아무런 발전을 주지 않습니다. 기회나 운도 내가 만들어가는 거란 이야기를 도저히 못 믿겠다면 내 태도를 좀 더 바르게 바꿔보려 노력해보세요. 그럼 내게도 조금씩 기회란 것이 눈에 보이게 되고 점점 문이 열리게 될 것이라 장담합니다.

세상을 **바꾸는**
시간

나를 변화시키는 일은 참 힘듭니다.
하지만 세상을 뜯어고치는 일보다는 쉽습니다.

우리는 다 같은 세상을 살고 있는 것처럼 보이지만 사실 개개인에게 주어진 세상은 참 다릅니다. 그것을 어떻게 받아들이고 바라보느냐에 따라 살만한 세상이 되기도 하고, 고난만 주는 세상이 되기도 합니다. 세상이란 것이 그저 당연하듯 주어지는 것 같지만, 사실 이 세상이라는 큰 존재를 받아들이는 데에는 생각보다 많은 힘과 에너지가 필요합니다.

제가 처음 운동을 하기로 마음먹었을 때는 그저 망가진 몸과 건강을 예전처럼 되돌리고 싶다는 생각뿐이었습니다. 그런데 막상 시작하고 보니 운동은 건강뿐만 아니라 더 많은 문제까지 해결해주었습니다. 예상치 않았던 내면의 변화가 생긴 것이죠. 풀리지 않는 문제를 끌어안고 해결책을 찾으려고 고민하는 시간이 점점 줄어들었고 마음이 밝아지고 여유로워지니 문제 자체를 바라보는 제 시선도 바뀌었습니다.

운동으로 조금씩 늘어가는 성취감이 자신감으로 단단하게 바뀌어가는 걸 느끼게 되었지요. 어릴 때 듣던 '체력이 국력'이라는 말이 그냥 만들어진 게 아니라는 걸 알게 되었습니다. 이처럼 저의 세상을 바꾸는 데는 그리 많은 힘이 필요하지 않았습니다. 하루 10분 운동에서 시작되었고, 십여 년 가까이 조금씩 운동을 해나가다 보니 크게 노력한 것도 아닌데 자연스레 달라졌습니다.

하루가 그저 바쁘게만 느껴지고 챙겨야 할 일들이 산더미 같아서 늘 쫓기던 마음이었는데, 어느새 시간이 늘어난 것처럼 여유로워졌습니다. 바쁜 스케줄에 운동이라는 것을 포함했으니 더 바빠져야 맞는 건데 왜 더 여유로운 것인지 신기할 뿐이었지요. 곰곰이 생각해보니 운동으로 활력이 생기고 에너지가 늘어나니 더 많은 일을 해낼 여력이 생겼던 것이었죠. 지쳐서 늘어져 있는 시간이 줄고 일을 조금 더 즐거운 마음으로 할 수 있게 되니 웃을 일도 더 늘었습니다.

이렇게 몸의 힘뿐만 아니라 마음의 힘까지 키워주는 것이 바로 운동입니다. 마음이 어두워지거나, 어려운 문제가 닥치거나, 누가 나를 힘들게 할 때 잘 버텨내고 수월하게 지나갈 수 있는 마음의 힘을 키우고 싶다면 하루 10분이라도 운동을 시작해보세요. 세상을 탓하는 마음이 줄고 나 스스로에게 더 집중할 수 있는 능력이 생길 거예요. 그리고 여러분의 세상도 바뀔 거라고 믿습니다.

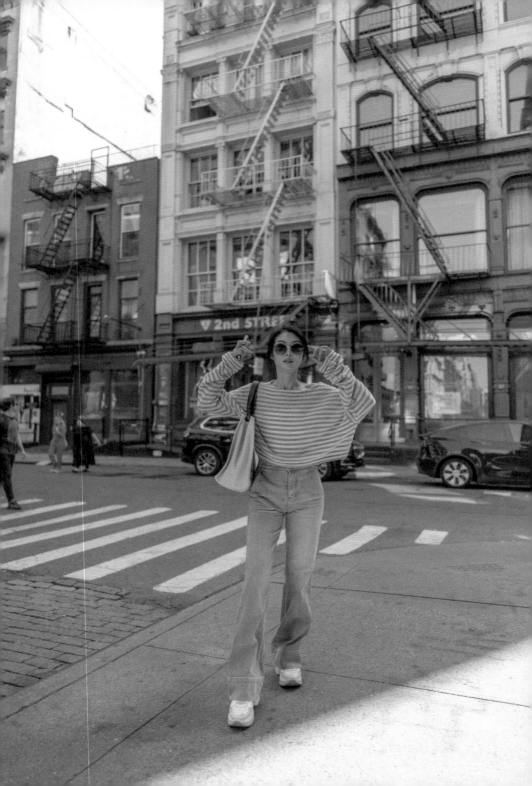

떠나기로 결심하는 데
필요했던 시간은 하루

뉴욕이란 곳은 각자의 개성을
서로 인정하고 타인의 관심보다는
내 일에 집중하며 사는 것이
당연시되는 곳입니다.

뉴욕에서의
삶

　뉴욕에서의 생활이 어떤지 궁금하다는 분들이 많습니다. 한국에 사는 분들에게 한국 생활은 어떠냐고 묻는다면 답하는 사람의 수만큼이나 다른 대답이 나올 겁니다. 어느 지역에 사는지, 무슨 일을 하고 어떤 경험을 하며 사는지에 따라 다 다르겠죠? 마찬가지로 뉴욕에서의 제 생활은 저 한 사람의 생각과 성향에서 나온 지극히 개인적인 이야기가 될 것 같아요. 사실 뉴욕에서 18년 정도를 살다 보니 이곳 생활에 익숙해져 있어서 저는 반대로 한국에서 아이를 키우며 가정을 이루고 살면 어떤 느낌일까 참 궁금하기도 합니다. 이 질문들 덕분에 오래전 뉴욕으로 떠났던 날을 떠올려보았어요.

변화가 필요하거나 기분을 전환하고 싶을 때 사람들은 머리 스타일을 바꾸거나 새로운 취미 활동을 가지는 등 자기만의 방법을 사용합니다. 저는 사는 장소를 바꾸면 새로운 에너지가 샘솟는 느낌이 듭니다. 그래서 남들은 귀찮아하는 이사를 참 즐겁게 합니다. 요즘도 생활이 틀에 박힌 느낌이 들거나 일상이 지루해지려고 하면 마음속에 이사하고 싶다는 생각이 들곤 합니다.

어릴 땐 막연하게 여러 나라를 옮겨 다니며 살면 정말 좋겠다는 생각도 많이 했어요. 이십 대 초반에 여러 나라를 여행할 기회가 있었는데 그때마다 이 나라에 정착해서 살면 어떤 기분일까를 늘 떠올려봤지요. 살아보고 싶었던 나라와 도시들도 정말 많았습니다. 그런데 신기하게도 그 리스트에 단 한 번도 뉴욕을 넣은 적이 없었습니다. 유럽이나 아시아처럼 유구한 역사를 가지지 않아서인지 뉴욕의 모습이 제게 큰 매력으로 다가오지 않았기 때문입니다. 그런데 그 마음은 뉴욕에 오고 나서 완전히 뒤바뀌었습니다. 마치 이곳에서 내가 태어났던 게 아닌가 하는 생각이 들 정도로 나와 잘 맞는 도시라는 기분이 들었으니까요.

떠나기로 결심하는 데
필요했던 시간은 하루

미국에 오게 된 계기에 대해서 먼저 짧게 이야기해야 할 것 같아요. 지금의 남편과 한창 연애하던 시절이었어요. 저는 미국계 패션 바잉 오피스에서 MD로, 남편은 디자인 회사에서 크리에이티브 디렉터로 일하고 있었습니다. 저는 패션디자이너 일을 해오다가 많은 고민 끝에 이직했고, 원하던 회사에 들어가서 새로운 일에 익숙해지고 있을 때였지요.

유난히 바빴던 어느 날, 오전 업무를 마치고 잠깐의 여유를 즐기고 있는데 회사 상사들이 지나가는 모습을 보았습니다. 그분들은 어려운 업무도 척척 해내고 회사에서 능력을 인정받은 분들이었어요. 저는 문득 그분들을 바라보다가 갑자기 가슴이 먹먹하고 무거워지는 경험을 했습니다. '내가 만약 일이 잘 풀리고 열심히 해서 능력을 인정받게 되면 언젠가 저기에 서 있겠구나!' 하는 생각이 들었어요. 그런데 '과연 그것이 내가 원하는 미래의 내 모습일까?'라고 처음으로 생각했던 것 같아요. 직업적 성취가 내 미래를 결정하는 건 아니지만 그때 갑자기 머리가 아득해지는 느낌이 들었습니다. 다른 건 몰라도 이게 내가 원하는 미래는 아니라는 걸 깨달아버렸어요.

열심히 노력해서 당시 인기 있던 회사에 들어왔고 내가 원하던 결과물을 얻었으니, 만족감이 들었어야 했는데 제 마음은 그렇지 못했습니다. 그날 저녁 바로 남편을 만나서 물었습니다. 어디든 다른 나라에 가서 새롭게 한번 살아보지 않겠냐고요. 어떤 인생을 살아야 행복한 건지는 아직은 잘 모르겠지만 그냥 머릿속을 리셋하고 완전히 다른 방식으로 한번 살아보고 싶다고 이야기했습니다. 큰 기대 없이 물었는데, 그 당시 남자 친구였던 제 남편은 "그래. 한번 해보지 뭐. 우리 둘이 가면 밥은 굶지 않을 것 같아."라고 답을 했습니다. 그렇게 우리는 어디로인지 모를 이사를 준비하기 시작했어요. 이십 년도 지난 이야기라 흐릿하지만, 뉴욕으로 오기까지의 과정이 너무도 힘들었던 것은 기억납니다. 방법은 나중에 찾으면 된다는 낙천적인 성격을 가진 터라 그래도 일단 떠나기로 하고 나니 마음은 가벼웠습니다.

목적지를 뉴욕으로 정한 이유는 아주 간단했습니다. 2000년도 쯤에 저는 세 살이 어린 지금의 남편을 처음 만났습니다. 저 또한 어린 나이였지만 왠지 연장자로서 뭔가 이끌어주고 싶다는 생각을 늘 했던 것 같습니다. 연애를 처음 시작했을 때 남편에게 물은 적이 있습니다. 너의 꿈은 무엇이냐고요. 뜬금없는 질문에 선뜻 대답을 못 하는 것 같아서 꼭 이루고 싶은 것 세 가지만 말해보라고 다시 물었습니다. 이제 갓 스무 살이었던 남편은 곰곰이 생각하더니 첫 번째로 이루고 싶은 걸 이야기했어요. 오랫동안 눈여겨보고 있던 멋진 디자인 스튜디오에 가서 디자인 팀을 이끌고 싶다는 거였습니다. 그곳은 뉴욕에 있는 'Firstborn'이라는 디자인 스튜디오였어요. 그 회사의 크리에이티브 디렉터의 작업을 너무도 좋아하고 있다며 터무니없이 먼 꿈이지만 진짜 그럴 수 있다면 정말 행복할 것 같다고 말했어요.

그래서 목적지를 뉴욕으로 결정했어요. 사실 저는 어디로 가도 상관없다고 생각했기 때문에 결정은 아주 쉽게 내려졌습니다. 그

때부터 다른 회사는 생각하지도 않고 남편의 이름으로 그 회사에 이메일을 보내기 시작했어요. 당시 그곳은 마돈나의 웹사이트 등 멋진 작업물을 많이 만들어내며 주목받고 있던 디자인 스튜디오 였지만 규모가 워낙 작아서 외국에서 직원을 고용한다는 건 생각 조차 못 하고 있던 때였습니다. 당시 제 영어 실력도 형편없을 때라 의사 전달이 정확히 되지도 않았을 겁니다.

회사가 끝나면 남편과 영어 학원에 다니고, 밤마다 이메일을 쓰며 포트폴리오를 만들었습니다. 그리고 저는 뉴욕에 있는 FIT라는 패션 학교로의 진학을 준비했어요. FIT를 선택한 이유도 간단했습니다. 학비가 제일 저렴해서였어요. 고등학교를 졸업한 뒤부터 아르바이트와 일을 한 번도 쉬지 않고 해왔지만, 주머니 사정이 넉넉하지 않던 상태라 학비가 비싼 다른 학교들은 생각도 하지 않았습니다.

생각해보니 저와 남편은 연애 때부터 역할 분담이 꽤 명확했던 것 같아요. 저는 항상 일을 시작하고 결정 내리는 역할을 하는 편이었고, 남편은 계획성이 좋아서 과정을 잘 준비하고 일을 마무리 짓는 역할을 했습니다. 일단 결정은 내려졌으니 성실한 남편과 열심히 준비했어요. 그 당시 Firstborn의 사장은 채용 공고도 내지 않았는데 먼 나라에서 뜬금없이 이메일이 날아와 신기했다고 합니다. 지금 그 사장과는 20여 년이 지나도록 가족만큼 믿고 아끼는 가까운 사이가 되어 있어요. 장난인지 진짜인지도 헷갈리는 이메일을 받았는데 어쩌다 보니 계속 이야기를 이어가게 되었다는 말을 아직도 식사 자리에서 종종 합니다. 이메일로만 대화를 나누고 고용한 이 사람이 정말로 사무실에 일하러 나올 것인지 첫 출근 당일까지도 걱정했었다며 그 당시 우리의 첫 만남을 웃으며 이야기합니다.

영어는 서툴렀지만, 그때 저는 모든 이메일에 솔직하게 진심을 담았던 기억이 납니다. 지금까지도 무슨 일에든 과장 없이 솔직하게 진심을 담아야 한다는 마음에는 변함없습니다. 얻고 싶은 것을 놓치게 될지언정 꾸미지 않고 스스로를 보여주는 것에 큰 힘이 있다고 믿습니다.

이렇게 2000년 초반, 뉴욕에 아는 사람도 없고 주위에 해외 취업을 한 사람도 없이 오직 생각나는 대로 한 걸음씩 준비했습니다. 인터뷰 없이 사람을 뽑은 적이 없다는 답이 왔을 때 저는 어떤 질문이든 이메일로 보내주면 답을 하겠다고 했고 진심을 담아 남편과 모든 이메일에 상세하게 답을 했습니다. 여러 번의 연락 끝에

남편의 포트폴리오 작업물과 일을 대하는 태도에 크게 만족한다
는 답신이 왔습니다.

 그 외에도 여러 고비가 참 많았어요. 한 번에 하나씩 고비를 넘
고 나니 마지막 과정인 체류 비자가 큰 문제로 다가왔습니다. 당
시 그 회사는 한 번도 외국인을 채용해본 적이 없는 상태였고 남편
은 어린 나이에 국제적인 상도 여럿 받아 실력은 인정받았지만 중
· 고등학교를 검정고시로 마치고 일찍 일을 시작했기 때문에 학
위가 없었습니다. 그리고 경력도 그리 길지 않아 취업 비자가 힘든
상황이었습니다. 새로운 방법을 찾는 긴 과정이 또 시작되었고 우
여곡절 끝에 방법을 찾아 남편은 비자를 정식으로 취득하게 되었
습니다. 저 또한 서류들과 포트폴리오 등을 보낸 후 학교에서 합격
통지를 받아 학생 비자를 얻었습니다. 어렵고 번거로웠던 오랜 과
정을 거쳐 우리는 2004년 가을, 뉴욕으로 처음 오게 되었습니다.

다양성이 인정되면
재미있어진다

처음 뉴욕에 왔을 때는 이렇게 오랫동안 머물게 될 줄 몰랐습니다. 처리할 문제들이 남아 있던 남편을 한국에 남겨두고 저만 먼저 뉴욕으로 와서 두 달간 혼자 지냈습니다.

집을 보러 다니고, 살림살이를 마련하려 돌아다니면서 점점 뉴욕이라는 도시가 제 성격과 잘 맞는 것을 느끼게 되었어요. 의사소통도 쉽지 않았고, 은행 업무며 인터넷 설치며 모든 게 한국과 달라서 낯설었지만, 신기하게도 빠르게 돌아가고 열심히 살아가는 사람들로 가득 찬 이 도시가 저는 참 편하게 느껴졌어요. 터무니없이 적은 돈을 가지고 온 터라 뉴욕의 살인적인 물가에 맞춰 모든 걸 계획하려니 한국에서의 여유롭던 삶과는 동떨어진 생활을 시작하게 되었습니다. 하지만 마음이 풍요로워서였는지 단 하루도 궁핍하다고 느껴본 적이 없었습니다.

요즘은 세계 어느 나라를 가더라도 큰 도시를 가보면 여러 인종이 섞여서 살아갑니다. 다른 문화적 배경을 가진 사람들이 모여 있다 보니 다양성이 존재할 수밖에 없습니다. 뉴욕은 그중에서도 아마 개성 강한 사람들이 살아가기에 가장 편한 곳이 아닐까 하는 생각이 듭니다. 어느 날 동네를 산책하다가 핑크색 미니스커트에 마이크로 미니 핸드백을 손가락으로 예쁘게 들고 하이힐을 멋지게 신고 가는 사람을 보았습니다. 크게 특별하지 않을 수 있지만 그 사람은 턱과 코밑에 수염을 깎지 않았다는 게 좀 남다릅니다. 남자이지만 치마를 입고 힐을 신고 걸어도 길에서 쳐다보거나 뭐라 하는 사람이 없습니다. 물론 그 사람도 당당합니다. 또 어떤 날은 한 백인 청년이 전철에서 힙하게 옷을 입고 머리에는 한국 전통 갓을 쓴 것을 본 적도 있습니다. 오랜만에 보는 갓이 반가웠을 뿐 그 사람이 신기해 보이진 않을 정도로 저도 이제 뉴욕에 익숙합니다. 저는 무채색의 심플한 옷을 선호하지만 가끔 특이한 옷을 입고 길을 걸어도 그 누구도 이상하게 바라보지 않을 거란 확신이 있습니다.

뉴욕이란 곳은 각자의 개성을 서로 인정하고 타인의 관심보다는 내 일에 집중하며 사는 것이 당연시되는 곳입니다. 내가 다른 생각과 취향을 가져도 남의 눈치를 볼 필요가 없는 점이 저는 참 좋았습니다. 저걸 도대체 누가 입을까 싶은 옷을 만들어도 살 사람이 반드시 존재하는 곳이 뉴욕입니다. 이곳에서 살다 보면 디자이너들이 참 일할 맛 날 것 같다는 생각이 들어요. 내가 만약 요란하면서 과감한 형태와 색감의 옷을 만들기 좋아한다면 지금 트렌드가 무엇이든 굳이 타협할 필요는 없습니다. 잘만 만들어낸다면 그걸 구매할 사람이 반드시 존재하는 시장이니까요. 덩치가 큰 사람들이 입으면 예쁜 옷을 만들고 싶다면 그것도 구매할 사람이 많습니다. 체형도 피부색도 다양한 인종이 함께 살고 있으니까요. 하지만 성공하기가 쉽다는 이야기는 아닙니다. 실력이 뛰어나야 살아남는 곳이 또 뉴욕이니까요. 내가 좋아하는 것이 있다면 타인의 취향과 타협할 필요는 없지만 내 것에 몰입해서 반드시 좋은 결과물을 만들어내야 성공할 수 있습니다.

우리는 다른 문화를 마주치면 평소에 하지 않던 생각들을 하게 됩니다. 당연하게 생각했던 것들이 당연하지 않은 경험을 하게 되면, 잠자고 있던 의식의 한 부분이 깨어나는 것 같아요. 저는 다양한 사람들이 모여 있는 뉴욕에 살면서 생각과 지식이 꾸준히 자극받는 느낌이 좋습니다.

사람마다 각자의 성향에 맞는 편안한 나라가 있는 것 같습니다. 익숙한 것들에서 벗어나 깨어 있는 기분을 느끼는 것을 좋아하는 제게 뉴욕은 처음부터 편안한 곳이었습니다. 하지만 여전히 저는 뼛속까지 한국 사람임을 느낍니다. 뉴욕이란 곳은 한국인이라는 나의 정체성을 그대로 유지한 채로 이질감 없이 섞여 살아갈 수 있는 곳입니다. 그 덕분에 아마도 이렇게 오래 머물게 된 것 같습니다. 아이들을 키우느라 지금은 이곳에 한동안 머물겠지만 아이들이 독립하고 나면 한국으로 돌아가는 계획을 세워보곤 합니다. 그리고 그땐 한국에서 또 다른 새로운 자극을 받고 깨어 있는 기분을 느끼게 될 것 같아 참 설렙니다.

나는
이방인이 아니다

뉴욕을 불친절한 곳이라고 말하는 미국인들이 꽤 많습니다. 뉴욕 사람들은 치열하게 경쟁하고 빠르게 걷고 바쁜 사람들이라고 말합니다. 뉴욕 외의 타 지역 사람들이 워낙 느긋하다 보니 상대적으로 그렇게 보이는 것도 있는 것 같습니다.

처음 뉴욕에 왔을 때 저는 외국인이니 이곳 사람들이 친절하게 대해줄 거라고 기대했던 것 같아요. 미국 외의 다른 나라를 방문했을 때 현지 사람들이 제게 어디서 왔는지 궁금해하기도 하고 제가 외국인이라고 배려해주는 경험을 했었기 때문입니다. 그런데 뉴욕은 좀 달랐습니다. 누가 봐도 뉴욕이 처음인 듯한 한국 억양의

제 말투를 듣고도 외국인을 위한 배려는 없었어요. 정말 소문대로 뉴욕은 불친절하다는 생각이 들었습니다. 그런데 살면서 깨달았습니다. 그건 뉴욕에서는 '이방인을 이방인으로 보지 않아서'라는 사실을요.

미국은 시작부터가 이민자들이 모여 만들어진 나라고 지금도 세계 각국에서 모여든 사람들로 붐빕니다. 그러니 타지에서 왔다고 특별히 대접할 이유가 없는 겁니다. 뉴욕에 처음 적응할 때의 느낌은 제가 대학을 가느라 부산에서 서울로 처음 이사를 왔을 때 정도였던 것 같아요. 서울이라는 지역이 내겐 처음이고 알아가야 할 일은 많지만 일을 처리하면서 외국인 대우를 받지 않는 딱 그 정도입니다. 내가 모르는 것이 있어서 물으면 제대로 된 설명을 들을 수는 있지만 먼저 다가와 부산에서 왔냐며 특별한 친절을 베푸는 사람은 없는 것처럼요.

이곳에는 외국에서 고용되어 뉴욕에 도착해 바로 사람들과 섞여 일을 시작하는 인구가 워낙 많습니다. 새로운 나라에 와서 사는 게 나에게는 특별할지 몰라도, 이곳 뉴요커들은 외국에서 온 사람들을 일상처럼 만나게 됩니다. 그 사람들은 나와 함께 생활하는 사람들이니 이방인으로 보이지 않고, 또 이방인이 아니니 특별한 배려가 필요 없는 것이지요. 한국을 방문한 외국인들이 한국인의 친절함에 놀랐다는 이야기를 종종 듣습니다. 뉴욕에서 그런 종류의 친절함은 기대하기가 어려울 거예요. 이런 점이 관광객들에겐 좀 서운하게 비칠 수 있겠지만 이곳에 정착하고 싶은 사람들에겐 오히려 득이 되기도 합니다. 자신을 외국인, 즉 이방인으로 보는 것보다 일원으로 스스럼없이 대해주는 게 더 편할 수 있으니까요.

미국이 아닌 다른 외국에서 사는 친구가 아무리 오랜 기간 이 나라에 살아도 나는 이곳에서 이방인일 뿐이라는 기분이 든다는 말을 한 적이 있어요. 그 말을 듣고 저는 뉴욕에서는 그런 기분을 느껴보지 못했다는 걸 깨닫게 되었어요. 이곳에선 외국인을 이방인으로 바라보고 경계를 두지 않는 것 같습니다. 친절은 기대하기 어렵지만 대신 내가 다가가기만 하면 바로 일원이 되어 쉽게 섞일 수 있습니다. 내가 영어를 잘 못하더라도, 문화가 너무 달라 전통 의상을 입고 생활을 하더라도 원하기만 하면 나는 바로 뉴욕에 사는 뉴욕 사람이 될 수 있어요.

그리고 다소 무심해 보이지만, 알고 보면 한국 같은 정이 있는 도시이기도 합니다. 맨해튼에 살며 알게 된 이웃들과 지내며 가깝지 않아도 배려하고 진심으로 대하는 미국식 '정'에 감동한 적이 참 많으니까요. 뉴욕은 여행만으로는 절대 알 수 없는 도시라는 말을 많이 합니다. 저 또한 그 말에 완전히 동의합니다. 화려하고 까칠한 겉과 다르게 색다른 인간미가 넘치는 곳이 또 뉴욕입니다.

가족이
중심

    미국 친구들을 한둘씩 사귀다 보니 아는 사람들이 두 배, 세 배로 늘어나는 경험을 했습니다. 그 이유는 이 친구들과 가까워질수록 친구들의 가족과도 자연스럽게 친해지게 되어서입니다. 미국인들은 워낙 가족 중심으로 생활하다 보니 친한 친구가 생기면 자연스레 집으로 초대하는 경우가 많습니다. 생일이나 명절에 초대받았을 때 정말 가까운 친척들까지 다 만나는 경우도 생깁니다. 수평적인 영어의 특성 때문인지 친구들의 부모님들과도 스스럼없이 어울릴 수가 있는데 이런 분위기가 처음엔 낯설었지만 참 좋았습니다. 세대 간의 벽이 크지 않다 보니 연장자나 혹은 많이 어린 친구들과도 나눌 대화가 많은 것도 굉장히 인상적이었어요. 요즘도 저는 파티에 가면 친구 부모님들과 대화를 나누는 것을 즐깁니다. 또래들에게서는 듣지 못하는 지혜로운 이야기도 듣고 그분들의 경험도 편하게 들을 수 있으니까요. 아이를 낳기 전에는 아이들과 어떻게 어울리고 대화하는지 전혀 몰랐습니다. 그런데 미국 친구들이 가족 모임에 초대해준 덕분에 아이들과도 어울려보고 가족을 이루면 어떻게 해야 하는지를 자연스럽게 배우게 된 것 같아요.

직장에서도 아이들 학교 행사로 일찍 퇴근하는 것을 이해해주는 문화가 있습니다. 남편이 운영하던 회사에서는 직원들의 부모님이 뉴욕에 오시면 함께 직장을 구경시켜주고 동료들에게 인사시켜주는 모습도 종종 볼 수 있었어요. 부모님과 편히 지내는 미국 친구들을 보면서 저도 나중에 아이들과의 관계를 어떻게 만들어나가면 좋을지 많은 아이디어를 얻었습니다.

운동과 **아웃도어** 활동이
일상인 곳

미국에 처음 왔을 때 친구들과의 대화에서 놀랐던 경험이 있습니다. 대화하다 보니 다들 운동 한두 가지를 꾸준히 해오고 있었고 사정이 있어 운동을 못 하게 되면 몸이 개운하지 않다는 이야기를 많이 했습니다. 그 당시 저는 운동을 전혀 안 하고 있던 때라 늘 운동을 한다는 게 정말 신기하게 느껴졌어요. 자세히 물어보니 한 친구는 여동생과 뉴욕 인근의 강을 건너는 수영을 하고 있었고 다른 친구는 가족들과 주말마다 하이킹을 간다고 했어요. 어릴 때부터 대학 때까지 축구를 한 시즌도 빠지지 않고 했다는 친구도 있었고, 달리기를 하는데 종종 마라톤에도 참여하는 친구들이 여럿 있었습니다.

  지금은 저도 운동을 즐겨하고 또 두 아이를 키우다 보니 미국이
란 나라가 운동을 얼마나 중요하게 여기는지 잘 압니다. 방과 후에
공부를 시키는 부모는 적지만 운동은 꼭 한두 가지씩 빼먹지 않고
열심히 시키는 집들이 많으니까요. 비가 오나 눈이 오나 출근 시간
전이나 퇴근 시간 무렵 맨해튼 강가에 나가면 조깅하는 수많은 사
람과 마주치게 됩니다. 덕분에 자연스럽게 운동하게 되는 분위기
입니다.

빨리빨리는
안 통하는 곳

　뉴욕에 산 지 아무리 오래되어도 익숙해지지 않는 것이 한 가지 있습니다. 바로 관공서나 학교, 병원 등 어디를 가나 느릿느릿하게 진행되는 시스템입니다. 운전면허증이나 여권을 발급받으려면 정말 오래 기다릴 마음의 준비를 해야 하고, 병원은 예약하려고 전화하면 운이 아주 좋으면 일주일, 의사가 바쁘거나 여름휴가라도 끼게 되면 두 달은 기다려야 합니다. 부인과 검진을 받으려고 새로운 환자로 등록하기 위해 산부인과에 전화했더니 3개월 뒤로 예약을 잡아준 적도 있었습니다.

　처음 뉴욕에 와서 커피를 사러 붐비는 카페에 들어갔는데 줄이 아무리 길어도 일하는 사람들은 서두르는 모습을 보이지 않았습니다. 옆 동료와 대화도 나누며 크게 바쁜 티도 내지 않고 자기 속도에 맞춰 느긋하게 일하는 모습이 참 신기하게 느껴졌어요. 입장을 바꿔서 제가 카운터 너머에서 일하는 사람이었다면 꽤 괜찮을 것 같기도 합니다. 재촉하는 사람이 없으니 주어진 일을 내 속도대로 할 수 있어 스트레스는 적을 것 같아요. 하지만 한국의 신속하고 정확하며 빠른 서비스에 길들어 있었던 저는 아직도 줄이 길면 속이 탑니다. 머릿속으로는 이미 나라면 벌써 열 잔은 만들었겠다 생각하게 됩니다.

코비드가 잠잠해지고 난 뒤 오랜만에 한국을 방문한 적이 있습니다. 그때 남편과 저는 공항에서부터 역시 한국이라면서 감탄사를 연발했습니다. 그 당시 공항에서는 아직 코비드 검사를 하고 있었는데, 검사를 위해 여권을 확인하고 절차를 밟고 검사를 마치는 과정까지 모든 것이 정말 믿기지 않을 정도로 신속하게 진행되었어요. 줄도 길었는데 미국이었다면 한 시간은 기다렸어야 할 일이 정말 순식간에 처리되었습니다. 우리 네 식구의 여권을 확인하고 검사 도구를 건네주던 어린 직원분이 일을 너무 깔끔하게 잘해서

악수라도 하고 싶은 심정이었습니다. 물론 아주 개인적인 경험과 생각이지만 저는 아직 한국만큼 일 처리를 잘하는 곳을 경험해보지 못했습니다.

미국이 기다림에 익숙해져야 하는 나라라는 걸 아주 크게 경험한 적이 또 있습니다. 저는 미국에서 집과 건물을 네 번 구매했었고, 전체를 뜯어고치는 공사도 여러 번 진행했습니다. 한 집당 공사가 2년 정도 걸렸는데, 집을 고치는 시간보다도 건물의 구조 등을 나라에 컨펌받는 데 더 오랜 시간을 소비한 것 같습니다. 말도 못하게 오랜 기다림을 겪어야 했고 꼼꼼한 과정을 거쳐 퇴짜를 맞기도 하며 재검사를 받는 과정을 거쳐야 했어요. 하지만 반대로 하나도 소홀히 넘어가지 않는 꼼꼼함에서 미국의 힘을 경험하기도 했습니다. 하지만 고쳐야 할 것들이 생길 때마다 한국의 신속한 AS 시스템이 여전히 그립습니다.

저절로

겸손해지는 도시

　뉴욕, 특히 제가 살고 있는 맨해튼은 정말 잘난 척할 수가 없는 곳인 것 같다는 생각을 종종 합니다. 뛰어난 실력자들과 유명인들 그리고 성공한 사람들이 정말 많이 모여 있기 때문입니다.

　세계에서 부자가 가장 많이 사는 도시인만큼 웬만한 부나 지위로는 명함도 못 내밀 만큼 부유한 슈퍼 리치가 많이 있습니다. 맨해튼에서 우리 가족은 트라이베카라는 지역에 오래 살았는데 젊은 부자들과 연예인들이 많이 사는 지역입니다. 산책하다가 모델 여자 친구와 시티바이크를 타는 레오나르도 디캐프리오를 마주치기도 했고, 트라이베카 필름 페스티벌을 세운 로버트 드니로도 종종 식당에서 마주칩니다. 지금은 세계 투어로 바쁜 테일러 스위프트는 몇 년 전까지 동네 식당에서 주말 브런치를 먹다가 자주 볼 수 있었습니다. 부자들도 많고 유명인들도 많은 이곳에서는 잘난 척한다는 것이 참 의미가 없습니다.

개인적으로 느낀 뉴욕의 부유층은 LA나 마이애미 등과는 조금 다른 것 같습니다. 부를 드러내는 경우가 드뭅니다. LA에서는 자주 볼 수 있는 슈퍼카를 더 부자 도시인 뉴욕에선 아주 드물게 보게 되는 이유이기도 합니다.

그리고 제가 생각하는 뉴욕의 또 다른 점은 자수성가한 사람들이 정말 많다는 것입니다. 물려받은 부가 아닌 스스로 성공을 이룩하기가 아직 가능한 곳이 바로 뉴욕입니다. 사람들은 뉴욕을 재능에 환호하고 그에 맞게 투자해줄 수 있는 사람들이 넘치는 곳이라고들 합니다. 뛰어난 인재들에게 아낌없는 관심을 주지만 반대로 열기가 식으면 새로운 인재에게 모든 애정이 옮겨가는 냉정한 곳이라고도 합니다. 내가 특별한 재능이 있거나 꿈을 크게 펼쳐보고 싶다면 과감하게 도전해보기 좋은 곳이 바로 뉴욕입니다. 치열함을 즐기는 모험심과 정신력도 가지고 있다면 힘듦보다 얻는 것이 더 많은 곳이라고 확신합니다.

남편이 미국에 처음 왔을 때 최저 임금을 책정받고 디자이너로 일을 시작했다가 꽤 빠른 시간에 기여도를 인정받아 회사의 파트너까지 이르게 되었습니다. 나이는 참 어렸지만 배경이나 학력, 나이보다는 실력이 우선인 분야여서 가능했지요. 그리고 회사를 크게 키워 최고 운영자가 되었을 때의 나이가 갓 서른을 넘긴 때였습니다. 남편이 300만 원도 안 되는 돈을 가지고 뉴욕 생활을 시작해서 100만 불의 연봉을 받기까지의 과정은 물론 쉽지 않았습니다. 하지만 쉽고, 어렵고를 생각하기 전에 이것이 가능했다는 것이 저희에겐 무엇보다 중요했습니다. 돈을 얼마나 벌었는지는 저희에게 전혀 중요하지 않았어요. 남편과 저는 이곳에서 크고 작은 경험을 해가며 가능성에 대한 생각들을 바꿔갔습니다. 이것이 저희가 어떤 일이든 즐길 수 있었던 원동력이 아니었나 생각됩니다.

뉴욕에서의
새 보금자리

맨해튼의 집값은 정말 상상을 초월합니다. 2004년 가을, 처음 미국에 혼자 와서 렌트할 집을 알아보러 다니는데 보증금과 월세를 내고 나면 생활비는 어떻게 해야 하나 걱정이 될 정도였습니다. 그러다 정말 운이 좋게 미드타운에 위치한 저렴한 아파트를 구할 수 있었어요. 엘리베이터도 없는 아주 낡은 건물 3층에 위치한 방 하나, 거실 하나의 집이었습니다. 건물은 관리가 엉망이라 계단도 살짝 기울어져 있었고, 코너에 아주 작은 부엌이 있는 거실은 바닥도, 벽도 마무리가 제대로 안 된 집이었어요.

한국을 떠나기 전 남편에게 내가 먼저 미국 가서 살 집을 구해

놓을 테니까 두 달 뒤에 마음 편하게 들어오라고 큰소리를 치고 온 상태였습니다. 그런데 막상 집을 구하고 나니 한국의 새로 지은 깔끔한 아파트와 너무 달라서 놀라면 어쩌지 하고 마음이 쓰였습니다. 남편이 워낙 깔끔한 성격인 걸 아니까 청소라도 깨끗이 해두려 했는데 아무리 청소해도 티가 나지 않을 정도였습니다.

그래서 남편이 오기 전에 집을 어떻게든 예쁘게 바꿔봐야겠다고 생각했어요. 제일 먼저 한국의 철물점 같은 하드웨어 스토어에 가서 페인트와 붓을 샀습니다. 집 안의 칙칙한 분위기를 바꾸고자 민트색과 밝은 오렌지색의 페인트를 샀는데 지금 생각해보면 말도 안 되는 조합인 것 같습니다. 방의 한 벽면은 민트색으로 칠하고, 거실의 한쪽 벽면은 오렌지색으로 열심히 칠했습니다.

횅하던 집이 꽤 포근해졌습니다. 하지만 산뜻한 기분은 잠시였고 다음 날부터는 색이 칠해진 벽 옆의 창문이 대조적으로 더 초라하게 느껴졌어요. 그래서 동네를 돌아 비슷한 톤의 커튼을 사서 달았고 그다음엔 벽난로 위에 과감한 디자인의 대형 거울도 얹었습니다. 그래도 여전히 집이 좁아 보이고 창문마저 작아서 답답해 보였습니다. 창을 더 넓게 보이게 하려고 커튼 봉을 천장까지 높게 달거나 커튼을 바닥까지 오는 긴 걸로 바꿔보기도 했습니다. 버스를 타고 멀리까지 가서 저렴한 러그도 사 오고 벽에 이것저것 달아 보며 조금씩 완성해나갔습니다. 창고에 드릴과 페인트 브러시, 공구함이 늘어가는 만큼 집은 조금씩 더 포근하게 바뀌었습니다.

남편을 위해 낡은 집을 최대한 예쁘게 꾸미겠다고 시작한 저의 '집 꾸미기 프로젝트'는 크고 작은 시행착오와 함께 해를 거듭하면서 규모가 점점 커졌습니다. 이후 저희는 미국에 살며 총 네 채의 집을 구입했는데(지금은 좋은 구매자에게 다 판매했어요.) 외벽만 남겨두고 속 전체를 갈아엎는 대공사를 두 번, 실내디자인만 바꾸는 인테리어 공사를 여러 번 진행했습니다. 적은 자본으로 최대의 효과를 보고 싶어서 조금씩 공부하다 보니 어느새 제 실력도 꽤 늘어 있었습니다. 필요해서 하던 일이 점점 재미있어져서 나중에 뉴욕 이스트 햄프턴이라는 곳에 여름 별장을 샀을 때는 둘째를 임신 중이었는데도 타일도 직접 붙이고, 커튼도 만들어 달고, 부엌과 화장실 공사도 인부 한 명과 진행하기도 했습니다.

처음으로 집을 마련할 최소의 자금이 모였을 때는 첫 아이가 태어났을 때였어요. 갓 태어난 아이를 업은 채로 맨해튼 곳곳을 돌며 집을 보러 다녔습니다. 그때 미국 경기가 좋지 않아 집값이 최저가로 내려가 있는 상태였습니다. 그런데도 마음에 드는 집들은 모두 예산을 한참 초과했고 제 견적에 맞는 집들은 정말 실망스러웠습니다. 수없이 발품을 팔다가 너무 예쁜 동네에서 아티스트가 살던 로프트를 한 곳 발견하게 되었어요. 35년 동안 한 번도 고친 적이 없고 혼자 그림 그리며 살던 집이라 방도 화장실도 벽도 제대로 된 것이 하나도 없는 뻥 뚫리고 낡은 곳이었어요.

하지만 가족이 살기 좋은 동네에 자연광이 종일 들어오는 그 집이 정말 마음에 들었습니다. 들어가서 5분도 안 되어 바로 구매하겠다고 말했습니다. 수리하는 데 비용이 많이 들어가겠지만 그건 잘 만들어서 살다가 나중에 팔 때 그만큼 수익이 있을 거로 생각하고 비용에 대해서는 아까워하지 않기로 했습니다. 그 집은 2년이 지나 멋지게 완공되었고 아이들이 다 클 때까지 행복하게 살아야 겠다고 생각했어요. 그렇게 완공된 새집에서 둘째도 태어났습니다. 그런데 언젠가부터 생각지도 않게 집을 사고 싶다는 오퍼가 끊임없이 들어왔어요. 멋지게 고쳐진 집 내부 사진이 건축가를 통해 여러 잡지에 실리게 되었는데 부동산을 통하거나 건물 주소를 알아내서 직접 우편으로 많은 분들이 구매 의사를 전해오기 시작했어요.

저는 사람과의 관계를 정말 중요하게 생각합니다. 함께 일을 했는데 저와 손발이 잘 맞고 믿을 만한 사람이라 생각이 들면 반드시 그 관계를 소중하게 여깁니다. 집을 구하며 만난 부동산 에이전트, 집을 고치며 알게 된 컨트렉터, 건축가 그리고 정원을 손봐주던 분, 청소를 도와주던 분들 모두와 십 년이 넘었지만 여전히 연락하고 지냅니다. 제가 믿고 의지할 만한 인품을 지닌 분들이라 이해관계를 떠나서 언제든 조언이 필요하면 편하게 연락을 주고받고 서로 돕곤 합니다.

전혀 생각지도 않았는데 좋은 조건으로 집을 사겠다는 사람이 많아지자 고민이 되었어요. 당시 친구처럼 가까워진 부동산 에이전트 그리고 건축가와 많은 이야기를 나눴습니다. 예전에 워낙 작업을 즐겁게 했었던 터라 그 집을 좋은 가격에 매각하고 다음 프로젝트를 이 팀들과 또 해보는 게 좋을 것 같다는 결론에 도달했습니다. 우선 집을 팔기 전에 내부를 공개하는 오픈하우스를 진행했는데, 첫날부터 건물 밖으로 줄을 길게 설 만큼 사람들이 모여들었고 하루 만에 여러 오퍼를 받아서 결국은 구매했던 가격의 두 배 이상을 받고 집을 팔게 되었어요.

첫 집을 팔며 생긴 수익으로 트라이베카에 로프트 두 채를 바로 구입했습니다. 전체를 허물고 둘을 통합하는 공사를 해 전용면적 120평으로 만들어 방 넷과 가족 공간 셋, 화장실 다섯 개짜리 집을 완성하는 큰 공사를 진행했습니다. 이 모든 과정에서 재미있는 에피소드가 끝없이 생겨났습니다. 집을 고치며 생겼던 이야기들은 책 두 권 분량으로도 부족할 거라는 생각이 들어요. 공사를 마친 트라이베카 집은 건축가와 에이전트들의 입소문을 타서 유명한 인테리어 잡지들과 월스트리트 저널 신문에 소개되었고, 본격적으로 건물 비즈니스를 해보자는 투자 제의를 두 번 받기도 했습니다.

가정을 꾸리고 지내는 동안 저희는 맨해튼을 떠나본 적이 없습니다. 하지만 집은 맨해튼 로프트, 브루클린의 벽돌로 된 정통 타운 하우스, 그리고 뉴욕 동쪽 끝 바다 가까이 위치한 이스트 햄프턴의 클래식 하우스 등을 구매했어요. 집들을 구매하며 역사가 묻어나는 브라운스톤 타운 하우스들, 그리고 소호나 맨해튼 다운타운에 아티스트가 살던 50년 넘게 손 한 번 대지 않은 그런 로프트들을 찾아다니는 일은, 발품 파는 수고가 느껴지지 않을 만큼 정말 즐거운 일이었습니다. 흙 속에 묻힌 진주를 우연히 발견해본 적은 없지만 아마 그 비슷한 느낌이 아닐까 합니다. 내 구미에 맞는 집을 발견하면 그 내부를 나와 내 가족의 라이프 스타일을 고려해 공간을 분리하고 가족이 모이는 장소와 동선에 맞추어 공동의 공간과 사적인 공간을 나누는 플랜을 건축가와 작성하는 게 즐거웠어요.

철거 중에 운이 좋게 처음 건물을 지을 때 사용했던 벽돌이나 디테일을 발견하면 공을 들여 그것들을 복원하여 새로운 공간과 조화롭게 배치하기도 했습니다. 마지막으로 공사한 집에서는 130년 전 철로 만든 꽃장식의 요철이 새겨진 타일이 천장에서 발견되었는데 그것을 조심히 뜯어내어 복원해서 손님 화장실 벽과 문에 붙였습니다. 벽 속에 묻혀 있던 백 년 넘은 벽돌 아치는 여러 번의 전문적인 작업을 거쳐 한 겹씩 벗겨내어 인테리어의 중심으로 활용하기도 했습니다. 내 가족의 일상을 고려해 작은 디테일까지 놓치지 않고 완성한 집은 마치 장인이 공들여 만든 맞춤복을 입는 것처럼 내 몸에 딱 맞는 편안함을 주는 공간으로 거듭났습니다.

지나고 보니 하우스 헌팅을 다니며 십여 년간 뉴욕에서만 백 채가 넘는 집들을 들여다본 것 같아요. 집이 잘 꾸며졌냐 아니냐를 떠나 누군가가 사는 공간을 들여다보면 그 공간에 사는 사람의 많은 것들을 알고 느끼게 해줍니다. 개성이 넘치는 뉴요커들의 집에는 역시 백이면 백, 단 하나도 서로 닮은 구석이 없을 만큼 개성이 넘쳤어요. 사람들이 의복으로 자신을 표현한다고 하면 주거 공간은 그보다 더 많은 개인의 흔적과 동선 그리고 라이프 스타일을 집약적으로 보여줬습니다. 그리고 거기서 보이는 개성은 무엇보다도 사적이고 은밀하게 느껴지기도 했어요.

어디선가 '주거 욕구'란 단어를 접한 적이 있습니다. 개인마다 욕구가 다르듯이 각자가 생각하는 이상적인 주거 공간도 다 다를 수밖에 없습니다. 그리고 내 '주거 욕구'가 다른 이의 것과 많이 동떨어져 있다면 참고 맞춰 살 필요가 있을까요? 창고에 있는 공구와 페인트 브러시만으로도 작은 변화를 줄 수 있습니다. 그리고 그 작은 시작이 제게 많은 즐거움과 보람 그리고 새로운 길을 알려주었습니다.

아이를 함께
키워주는 시스템

아이 둘을 출산하고, 학교에 보내고 가정을 이루며 산 곳이 제겐 뉴욕입니다. 한국과는 학교 시스템도 많이 달라서 모든 게 제겐 새로운 경험이었습니다.

첫째 아이가 감각 발달 장애 증상을 보여서 고민이 컸는데 미국의 교육 시스템 덕분에 많은 도움을 받을 수가 있었어요. 세 살 정도에 처음 데이케어를 보냈는데, 그곳 선생님이 처음 검사를 권유했어요. 교육청에 이메일로 '우리 아이의 발달이 더딘 것 같으니, 검사가 필요하다.'는 한 문장만 써서 보내면 된다고 알려줬습니다. 저는 이메일을 보냈고 빠르게 연락을 받아서 모든 검사를 진행하게 되었어요. 검사에 필요한 모든 경비는 나라에서 다 부담해주니 제가 원하는 검사 기관을 선정해도 좋다고 연락받았습니다. 그 당시 한국말만 알아듣던 아들을 어떻게 검사할 수 있을지 걱정이 되어 저는 통역할 사람을 제 사비로 구하겠다고 했더니 그 또한 나라에서 내는 게 원칙이라는 답을 받았습니다.

집으로 각종 검사를 위한 분들이 와서 각각 검사를 진행하고 학교 수업도 참관하며 아이의 발달 상황을 본 후, 저희 아이에게 필요한 모든 치료 과정을 지원받을 수 있었어요. 유치원에 갈 때부터는 학교 안에서 우리 아이를 별도로 담당해줄 1대 1 선생님도 지원받았습니다. 그 첫째 아이는 이제 고등학교에 진학합니다. 현재까지 쉬지 않고 언어 치료, 행동 치료, 그룹 치료 등을 나라에서 지원받고 있고, 매년 학교 선생님과 교육청 담당자와 아이의 발달 상황을 미팅하여 업데이트해나갑니다. 매년 아이의 성장에 맞게 보충할 것은 보충하고 치료 횟수도 조정해가는 겁니다.

장애를 가진 아이를 키우는 것에 대한 심적, 경제적 부담을 부모가 다 짊어지는 게 아니라 학교와 나라가 함께해주는 것만으로도 큰 힘이 되었어요. 첫째 아이는 발달 장애를 가진 대신 지능이 일반인들보다 너무 높아서 일반 특수학교에 갈 수 없는 상황이 되자 사립학교 학비를 나라에서 지원해줘서 비슷한 성향의 친구들과 즐겁게 학교생활을 할 수 있었습니다. 덕분에 간혹 미국에서 장애 아동을 키우는 분들께 연락이 오면 제 경험을 많이 공유할 수도 있게 되었어요.

물론 미국에서 아이를 키우며 저와는 전혀 다른 경험을 한 분들도 많을 거라 생각됩니다. 힘든 경험을 하고 있는 분들도 있을 겁니다. 아무쪼록 제 이야기에 마음이 상하지 않기를 바랍니다. 그리고 모든 분들이 도움이 되는 길을 꼭 만나길 바라고, 이겨낼 수 있는 내면의 힘도 생겨나길 마음으로 항상 바랍니다.

쥐를 보고
놀라지 않는 **뉴요커들**

한국에서 쥐를 본다는 건 상상도 못 했던 일인데 뉴욕에선 크게 호들갑 떨 일이 아닙니다. 남편이 뉴욕 쥐가 피자를 물고 가는 영상을 봤다고 할 정도니까요. 모든 곳이 그렇지는 않지만, 어두운 저녁 공원이나 쓰레기가 모여 있는 곳을 오랫동안 응시하고 있으면 한두 마리 정도는 어렵지 않게 볼 수 있습니다. 특히 지하철 선로를 멍하게 바라보다 보면 작은 쥐들이 선로를 가로질러 가는 것도 볼 수 있습니다. 쥐를 유난히 무서워하는 남편은 아직도 쥐를 보면 펄쩍 뛰지만, 저는 차에 깔려 죽은 쥐만 아니면 이제 무덤덤합니다. 지금은 쥐는커녕 작은 벌레 한 마리도 안 보이는 아파트에 살고 있지만 처음 제가 살던 집에서도 쥐를 발견한 적이 있었으니까요.

서울의 거리처럼 뉴욕도 깔끔해졌으면 좋겠다고 생각은 하지만 그런 일은 안 일어날 것 같다는 생각도 동시에 듭니다. 뉴욕의 쓰레기수거 시스템을 전부 바꾸거나 오래된 지하철역에 살고 있는 쥐들을 전부 이사시키지 않는 한 저는 앞으로도 쥐를 종종 마주치며 살게 될 겁니다.

지금까지 뉴욕에 대해 생각나는 이야기들을 써보았는데요, 이제 뉴욕은 너무도 익숙한 곳이라 뉴욕에 대한 특징들이 제게 뚜렷하지 않을 수 있겠다는 생각도 들어요. 하지만 뉴욕은 지겨울 틈이 없는 매력적인 도시라는 건 분명합니다. 풍부한 문화 공간과 건축물들 그리고 바쁘게 돌아가는 시장의 흐름을 크게 애쓰지 않아도 느낄 수 있습니다. 세계 여러 나라의 다양한 음식과 예술도 쉽게 접할 수 있습니다. 5년을 살았을 때 느꼈던 뉴욕과 10년, 15년을 살았을 때 느끼는 뉴욕은 또 다릅니다. 긴 시간을 살았어도 아직도 늘 새로움이 넘치는 곳입니다. 아마도 그 덕분에 여러 곳을 여행하며 살고 싶었던 제 마음이 수그러든 게 아닐까 합니다.

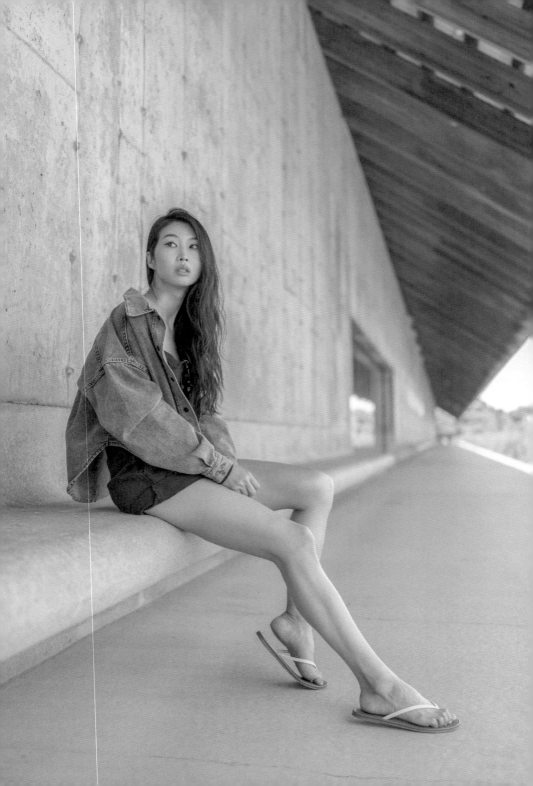

내 몸을 돌보는 시간

최고의 운동을 찾기보다는
다시 하고 싶어지는 운동을 찾는 것이 중요합니다.
운동을 너무 어렵게 생각하지 말고
쉽게 할 수 있는 것부터 시작해보세요.

당신의 **비전**은
무엇인가요?

내가 오늘 딛는 한 걸음, 한 걸음이 바르다면
그리고 그 작은 걸음에 정성을 다한다면
내 두 발은 반드시 나를 목적지로 이끌어줄 거야.

저는 사람과의 대화를 참 즐깁니다. 그중에서도 인터뷰를 참 좋아하는데, 아마도 생각지 않은 질문들을 받았을 때의 신선한 느낌이 좋아서인 것 같습니다. 여러 질문을 받다 보면 평소에 깊이 생각해보지 않았던 내 속을 들여다볼 수도 있고 머릿속이 정돈되는 기분도 듭니다.

몇 년 전, 한국 포브스 잡지와 인터뷰를 한 적이 있어요. 긴 인터뷰를 마치며 기자분이 마지막으로 "앞으로의 비전은 무엇입니까?"라고 물었습니다. "당신 인생의 다음 목표는 무엇인가요? 어떤 것을 이루고 싶습니까?"라는 질문이었죠.

사실 저에겐 특별한 비전이 없습니다. 그저 내가 딛는 한 걸음, 한 걸음을 바르게 내딛고 거기에 정성을 다하면 내 작은 발걸음이 올바른 목적지로 인도할 거라고 믿으며 살아갑니다. 오늘 내가 하는 일이 비록 거창한 일이 아니더라도 매일 해나가는 판단이 옳고, 방향이 바르면 항상 좋은 결과를 얻었던 실제 경험에서 깨달은 진리입니다.

어린 시절부터 "꿈은 크게 가져야 한다.", "성공을 향해 열심히 달려야 한다."는 이야기를 수없이 들었던 것 같아요. 꿈을 크게 가지면 절반이라도 해낸다는 말은 저도 동의합니다. 그런데 어른들의 말에는 커다란 꿈과 목표라는 단어만 존재했지 정작 오늘 내가 매일 하는 작은 일들에 대한 이야기는 많이 없었던 것 같아요. 먼 꿈만 바라보고 달리다 보면 과정을 즐기기가 어려운 경험을 다들 해봤을 거예요. 미래에 이룰 성취만이 내게 행복을 준다는 생각에 사로잡히면 그걸 이룰 때까지 현재의 행복은 보류하고, 오늘의 노력이 힘들더라도 그저 참고 인내하며 앞으로 나아가야 한다는 마음이 들지요. 시험 점수를 높게 받아야 한다는 목표를 두고 힘든 공부를 해내는 것보다 공부를 즐기다 보면 높은 점수는 저절로 따라온다는 것을 잊어버리는 학생들처럼 말이죠.

운동도 크게 다르지 않습니다. 운동하는 분들은 분명 내가 이루고 싶은 멋지고 날씬한 모습들이 머릿속에 있을 거예요. 그런데 앞으로 이룰 내 목표에만 집중하고 운동하면 도중에 지치기 쉽습니다. 근사한 몸을 가지기 전까지 오랜 기간 흘리는 땀과 노력은 그저 고통으로만 느껴지고, 열심히 운동한 후에도 크게 바뀌지 않은 내 모습을 보면 왠지 헛수고한 기분이 들기 때문입니다.

저 또한 운동은 살기 위해 몸부림치는 시간이었고 지겨움을 이겨가며 조금만 더 해보자고 있는 힘껏 스스로를 밀어붙여야 하는 힘겨운 시간이었어요. 그러다가 종종 운동을 즐긴다는 친구들을 보면 이 친구가 정말 솔직하게 말하고 있는 것인가 의구심도 들었습니다. 지금은 누구보다 운동을 즐기는 한 사람으로서 여러분께 자신 있게 말할 수 있는 것은 운동을 즐기는 방법은 분명 존재한다는 거예요. 그 즐거움을 모르는 것은 그것을 찾아가는 과정을 시도하지 않았거나 찾기 전에 멈췄기 때문입니다.

운동을 **즐길 수** 있는
방법은 무엇인가요?

내가 지치지 않고 즐겁게 할 수 있는 운동 찾기

이 세상에서 가장 좋은 운동이 무엇이냐고 누가 묻는다면 저는 항상 '내가 지속할 수 있는 운동'이라고 답할 것입니다. 최고의 운동을 찾기보다는 다시 하고 싶어지는 운동을 찾는 것이 중요합니다. 운동을 너무 어렵게 생각하지 말고 쉽게 할 수 있는 것부터 시작해보세요. 동네 한 바퀴 걷기도 좋고 간단히 스트레칭을 해보는 것도 좋습니다. 운동을 마치고 다시는 하기 싫다는 느낌이 드는 게 아니라 '해볼 만했어! 하고 나니 기분도 나아졌어!' 정도면 충분합니다.

요즘은 영상을 보며 운동을 따라 할 수 있는 여러 유튜브 채널이 존재하니 그중 하나를 시도해보는 것도 아주 좋습니다. 여러 개의 영상을 시도해보고 그중 내가 끝까지 지겹지 않게 따라 할 수 있는 영상을 하나 찾는 것이 중요합니다.

초기에는 너무 버거워서 지치는 루틴보다는 기분 좋게 끝낼 수 있는 길이와 강도의 운동을 기억해두었다가 그와 비슷한 것들을 찾아가며 해보는 것이 좋습니다. 이 정도 양으로 충분할지 하는 걱정은 접어두세요. 운동을 시작하고 지속할 수 있게 된다면 더 하고 싶다, 더 잘하고 싶다는 생각은 저절로 생겨나기 마련입니다. 그건 내 의지와 상관없이 따라오는 부분이니 초기에는 운동의 양과 강도는 신경 쓰지 않아도 된답니다.

생각의 전환

좋아하는 운동을 찾았다면 이제 운동에 대한 생각을 전환해주세요. 운동을 밀린 숙제처럼 생각하지 말고 오늘 하루 종일 일하느라, 공부하느라, 살림하느라 고생한 내 몸에게 주는 포상이라고 생각해야 합니다. 해야 할 일들을 처리하느라 바빴던 내 몸에게 선물하는 시간이라 여기고, 나를 위한 취미 같은 것으로 생각해주세요.

이런 생각이면 운동 시간은 오직 나를 위해 할애하는 시간이고, 내 몸에만 집중하는 소중한 시간이라는 마음이 생기게 됩니다. 운동을 오래 해온 사람들이 자신감이 넘쳐 보이는 이유가 바로 이 때문입니다.

운동하기 전
마음가짐

운동을 시작하기 전에 나의 마음가짐과 기분을 전환시켜주는 것이 운동을 지속하는 데에 큰 도움이 됩니다. 하루 종일 집에서 무릎 나온 바지와 티셔츠를 입고 있었다면 그 옷을 벗고 제대로 된 운동복을 한번 챙겨 입어보세요. 주변을 정리하고 흐트러진 머리를 단정하게 묶고 이제 운동을 시작한다는 암시를 주세요.

방이나 거실 한 군데 내가 운동하는 공간을 정해두는 것도 좋습니다. 음악을 좋아한다면 나의 기분을 좋아지게 하는 음악을 골라 틀어놓으면 좋습니다. 이런 작은 습관이 몸에 익으면 그 공간에서 운동복을 입고 그 자리에 서는 것만으로도 이미 마음의 준비가 저절로 됩니다.

그리고 운동 시작 전에는 오늘처럼 어수선한 날에도 운동하기로 결심한 내가 장하다는 생각을 해주고 운동하면서는 비록 내 몸은 뜻대로 잘 움직이지 않더라도 집중하며 해나가는 내 모습이 프로들처럼 멋지다고 상상하며 운동해보세요.

칭찬을
잊지 않기

가장 중요한 것은 운동이 끝난 후입니다. 운동을 마치고는 오늘 운동한 내가 정말 대단하고 멋지다는 칭찬을 꼭 해주세요. 나는 충분히 발전하고 있으며 그것만으로도 정말 장하다는 생각을 항상 해야 해요. 건강해지고 멋져지려고 운동하는 건데, '나는 왜 이렇게 잘 못하지?', '왜 벌써 지치지?' 하면서 나를 깎아내리지 말아야 합니다. 그리고 스스로에게 포상을 주며 운동하는 것도 좋습니다. 내가 일정 정도의 운동을 해냈을 때 나에게 선물을 주는 방식이지요.

운동을 오랫동안 즐겁게 유지하려면 우선 운동을 마쳤을 때 기분이 좋아야 해요. 좋은 기억으로 운동을 마쳐야 다음에 다시 운동을 시작하려고 할 때도 좋았던 기분이 떠오릅니다. 긍정적인 마음의 힘은 우리가 생각하는 것보다 훨씬 많은 걸 바꿔줍니다. 땀 내며 운동하는 그 시간만큼은 내 몸과 마음에 집중하며 나만을 위한 긍정의 시간으로 채워주세요. 나를 아끼는 마음은 이런 작은 습관에서 생겨나고 이 작은 것들이 모여 내 삶의 태도가 저절로 달라집니다.

목표를 가져보기
그리고 **함께하기**

혼자 운동하는 것이 좀처럼 안 되는 분들도 있습니다. 그럴 때는 여러 사람과 함께 운동하는 것도 좋은 방법입니다. 동호회에 들어가서 달리기나 자전거 타기를 함께 해본다든지 그룹으로 함께하는 운동 센터를 찾는 것도 좋습니다. 가족이나 친구와 시간을 정하고 함께 운동하는 것도 큰 도움이 됩니다. 만약 함께 운동할 사람을 찾기 어렵다면 온라인에서 함께 운동하는 그룹을 찾아보는 방법도 있습니다. SNS에 서로의 운동 기록을 남기며 응원해주는 동기를 찾는 것도 좋지요.

사람마다 성향의 차이가 크듯이 내가 운동을 즐길 수 있는 방법도 다 다르고 다양합니다. 이때도 나 자신을 잘 아는 것이 중요합니다. 내가 좋아하는 것과 내가 싫어하는 것, 내 성격을 잘 파악하고 있다면 그 방법을 찾아나가는 길이 더 쉽겠지요. 내가 무엇을 좋아하는지 도저히 모르겠다 하더라도 걱정할 필요는 없습니다. 조금 더 시도해보고 조금 더 많이 접해보며 운동 방법을 찾아나가면 됩니다. 그러면 이 운동 여정이 반대로 내가 좋아하는 것을 알게 해주는 소중한 경험이 될 것이기 때문입니다. 운동을 해서 좋은 일은 수없이 많지만 해가 될 것은 하나도 없습니다. 손해 볼 것 없는 장사인 셈이지요. 얻을 것만 천지인 운동을 안 할 이유가 있을까요?

처음부터 잘되는 건
세상에 **아무것도** 없다

매일 운동에 관한 수많은 질문을 받습니다. "오늘 운동을 10분 했는데, 몸무게가 그대로예요. 효과가 없는 거죠?"라고 묻는 분도 있고, 운동을 한두 번 해보고 "아, 저는 도저히 안 되겠어요. 운동이 제겐 안 맞는 것 같아요."라고 초조해하는 분들도 꽤 많습니다. 그리고 가끔 제 운동하는 모습을 보면서 "언니는 백조처럼 우아하게 움직이는데 거울에 비친 제 모습은 영락없는 추노 모습이에요."라는 재밌는 글들도 올라옵니다. 그런데 사실 제가 처음 운동했을 때 모습은 그보다 더 못 봐줄 만큼 엉성했을 거예요. 제대로 움직이기까지의 어설픈 제 모습을 보지 못한 분들의 칭찬일 뿐이죠.

제가 운동 영상을 만들면서 가장 많이 하는 말이 "처음부터 잘 되는 건 세상에 아무것도 없어요."입니다. 자전거도 처음 타는 날부터 멋지게 달릴 수는 없는 것이고, 아이가 첫걸음마를 떼기 전까지 사실 수없이 엉덩방아를 찧어가며 연습하는 시간이 있었던 거예요. 그리고 노련한 택시 기사님들도 핸들을 어디로 틀지 망설이며 운전을 배우던 시절이 있었겠죠. 처음부터 잘되는 게 아무것도 없다는 것은 운동에서도 마찬가지입니다.

요즘은 영상도 짧아야 인기가 많고, 뭐든 빨리빨리 익힐 수 있기를 바라는 사람들이 많아요. 책이든 영상이든 짧은 시간에 마법같이 달라지는 묘수를 주겠다는 달콤한 문구들이 많은 세상에 살다 보니 어쩌면 정말 그런 일이 가능하게 느껴지는 게 당연한 것 같습니다.

하지만 지름길에는 반드시 덫이 있습니다. 빠르게 가려다 보면 얻는 것보다 놓치고 가는 것들이 많고 그 놓친 것들을 다시 수거하려면 나중에 되돌아와서 두 배의 노력을 보태야 한다는 것은 진리입니다. 수박 겉핥기식의 배움은 딱 그만큼의 결과만 주기 때문에 안 하느니만 못한 경우가 많아요. 그래서 빠르게 가는 길이 시간 낭비가 되는 경우가 많습니다. 배움에는 시간이 필요하고 내 몸도 익히는 시간이 필요합니다. 마이클 조던이 3점 슛을 잘 던지는 최고의 기술을 가르쳐주더라도 내가 연습하는 시간을 갖지 않는다면 그 방법은 아무 소용이 없습니다.

해나가는 과정에서 멋진 결과가 빨리 드러나지 않을 때, 잘못하고 있는 게 아닐지 걱정하기보다는 '아직 조금 더 해봐야겠구나!'라고 생각해보세요. 기대했던 것보다 내 모습이 엉성하고 힘에 부칠 때는 '처음부터 잘되는 게 어딨어. 하다 보면 점점 좋아질 거야.'라고 생각하세요. 처음 자전거를 탈 때 초라하게 넘어지고 두렵던 시간이 이제 생각나지도 않는 것처럼 쉽게 달릴 수 있는 순간이 내게도 꼭 온다는 걸 잊지 마시길 바랍니다.

부위별 살 빼는
운동은 없어요

"팔뚝 살 빼는 운동 알려주세요.", "허릿살, 뱃살 빼려면 어떤 운동을 해야 할까요?"라는 질문을 정말 많이 받습니다. 안타깝게도 특정 부위의 살만 빼주는 운동은 존재하지 않습니다. 의학이나 운동 전문가라면 누구나 우리 몸의 일정 지방만을 태우는 운동이 없다는 것은 기본적인 상식으로 알고 있습니다. 그렇다면 부위별 살 빼기 운동을 해서 효과를 봤다는 후기들은 어떻게 된 걸까요?

운동을 전혀 안 하다가 어떤 운동이든 일단 시작하면 살이 빠지는 걸 경험하게 되고 그러다 보면 '부위별 살 빼기'가 일어난 것 같다는 착각을 주기도 합니다. 또 운동으로 늘어져 있던 부위의 탄력이 좋아지면 만족감도 높아지다 보니 부위별 살 빼기가 된 것으로 느낄 수도 있습니다.

하지만 몸의 특정 부위의 살을 빼려고 부위별 살 빼기 영상을 찾아본다면 시간 낭비가 될 가능성이 아주 높습니다. 그 시간에 다른 운동을 하면 더 큰 효과를 봤을 테니 그 선택은 효율이 떨어지는 셈입니다. 몸의 특정 부위가 유난히 거슬려서 그곳의 살을 빼고 싶다면 전신 운동을 하는 것이 좋습니다. 전신을 골고루 운동하다 보면 전체적인 몸의 체지방이 서서히 줄면서 내가 마음에 들지 않는 부위의 살도 언젠가 빠지게 됩니다. 내가 원하는 부위의 살이 먼저 빠지는 행운이 생길 수 있지만 보통은 인내심을 가지는 것이 필요합니다.

내 몸에서 마음에 안 드는 부분을 너무 미워하지 말고 몸 전체의 균형을 보며 운동해주세요. 사람의 몸은 조각상처럼 완벽하지 않은 게 정상입니다. 저도 임신 중에 30kg이 늘었는데 지금은 운동으로 뱃살도 빼고 탄력도 개선되었지만 여전히 쭈글쭈글한 느낌은 남아 있습니다. 하지만 늘어진 살을 미워하지는 않습니다. 지극히 인간적이고 사랑스러운 내 몸이니까요.

운동 강도를
못 정하겠어요

운동을 하면서 빠르게 결과를 보고 싶다고 무조건 강한 강도로만 하려는 분들이 있습니다. 그러다 몸에 무리가 오거나 부상이 찾아오기도 합니다. 혹은 반대로 너무 약한 강도로 운동하다 보니 아무리 오래 운동해도 근육에 변화가 없어 고민하는 분들도 있습니다. 그렇다면 운동 강도는 도대체 어떻게 정해야 할까요?

심폐 운동을 하든 근력 운동을 하든 기본적으로 우리의 몸은 서서히 부하를 주고 강도를 높여야 발전이 옵니다. 똑같은 강도의 운동을 지속하더라도 건강을 유지하는 데는 도움이 됩니다. 하지만 근육량을 키우거나 체력을 높이려면 반드시 강도에 변화를 주며 운동해야 합니다. 내 몸이 현재 운동 강도에 익숙해질 때마다 조금씩 강도를 높여주며 운동을 지속하면 우리의 몸은 끊임없이 발전해나갈 테니까요.

기본 체력과 운동 수행 능력, 경력은 사람마다 모두 다릅니다. 그래서 타인이 효과를 보았다는 운동을 무작정 따라 하지 말고 반드시 내 체력과 운동 수행 능력을 기준으로 운동 강도를 설정해야 합니다. 그러려면 현재 내가 해낼 수 있는 운동 강도를 먼저 알아야겠죠? 쉽게 예를 들어 내가 평소 누워만 있던 사람이라면 걷기만 해도 강도를 높인 것이고, 걷던 사람이라면 가볍게 달리는 것이 강도를 높인 것입니다. 반대로 빠르게 달리기하던 사람이 천천히 조깅을 했다면 그날은 저강도로 운동한 것입니다.

집에서 심박수나 최대 산소 섭취량 등을 계산하는 장비 없이 간단히 내 운동의 강도를 짐작하는 방법이 있습니다. 살짝 땀이 날 정도이면서 운동을 마치고 크게 힘이 들지 않았다면 가볍게 저강도로 운동한 것이고, 숨이 적당히 차고 땀도 어느 정도 흐른다면 중강도로 운동했다고 생각하면 됩니다. 그리고 대화를 이어갈 수 없을 정도로 숨이 가쁘게 차다면 나에게 고강도의 운동이었다고 생각하면 어느 정도 맞습니다.

너무 적게 먹고
운동하지 마세요

체중을 줄이고자 무조건 적게 먹고 운동하는 분들이 많습니다. 먹는 칼로리를 줄이고 소모하는 칼로리를 늘리면 살이 빠질 것 같지만 우리 몸은 그리 단순하지가 않습니다. 너무 적게 먹으면 에너지 대사량이 오히려 줄어들어서 체중 감소 효과가 떨어지게 됩니다. 섭취하는 영양분이 부족하니 몸은 이를 위기 상황으로 감지해서 에너지 대사율을 떨어뜨리고 에너지원으로 쓰이던 탄수화물과 지방을 몸에 더 축적하여 오히려 살이 찌게 합니다.

그리고 굶는 다이어트를 하게 되면 체지방만 빠지는 것이 아니라 근육량도 함께 감소합니다. 운동을 하더라도 근육이 생성될 만큼의 영양소가 충족되지 않으니 근육 감소는 계속 이어집니다. 근육은 우리 몸의 칼로리를 태우는 화로라고도 볼 수 있는데 화로가 작아지니 태우는 에너지도 적어지겠죠. 그리고 나이가 들어갈수록 관절을 보호하는 근육이 기능을 제대로 못 해 건강이 나빠지고 쉽게 다치게 됩니다.

저칼로리 식사는 효과만 없는 게 아니라 위험한 일입니다. 이를 지속하면 초반에는 체중이 감소하지만 낮아지는 근육량과 대사율 때문에 앞으로 계속 점점 더 적게 먹지 않는 한 체중이 유지되지 않고 반드시 요요를 경험하게 됩니다. 건강히 먹으며 꾸준히 운동하는 방식으로만 체중을 조절해야 한다는 것을 명심해주세요.

평소 혈당을 급격히 올리는 정제 탄수화물의 섭취를 줄이고 포만감을 길게 주는 단백질 종류의 음식을 잘 챙겨 먹으며 지속해서 운동하는 것만이 옳은 다이어트 방법입니다. 특별한 식단을 하지 않아도 됩니다. 채소는 최대한 많이, 단백질 음식은 풍부하게 그리고 탄수화물은 적당히 먹는다는 간단한 기준을 가지고 과식하지 않으며 건강하게 식사하고 힘내서 운동해주세요.

허리를
보호해주세요

허리가 유연한 분들은 운동 동작을 하며 나도 모르게 허리를 뒤로 과도하게 꺾는 경우가 많습니다. 바로 섰을 때 엉덩이가 너무 뒤로 빠지지 않도록 혹은 골반을 앞으로 내밀어 등이 둥글게 말리지 않도록 신경 써야 합니다. 척추를 일자로 세우는 느낌으로 복부에 살짝 긴장감을 주는 습관을 들이도록 합니다. 초보라서 복부에 힘주는 법을 도저히 모르겠다는 분들은 누군가가 갑자기 내 복부를 펀치한다고 생각해보세요. 그러면 충격을 줄이려고 나도 모르게 배에 힘을 단단히 주게 될 거예요. 그 느낌과 비슷하다고 생각하면 됩니다. 상체를 옆으로 돌리는 동작을 할 때에도 배에 긴장감을 준 채로 움직여주세요. 배에 힘을 안 주면 한두 번 움직일 때는 괜찮겠지만 허리에 작은 충격들이 지속해서 쌓이게 되어 나중에 통증으로 나타나게 됩니다.

모든 운동은 코어 힘이 필요합니다. 일상생활에서 무거운 물건을 들거나 큰 힘을 써야 할 때 나도 모르게 배에 힘을 넣었던 경험이 있을 거예요. 운동에서도 마찬가지로 코어에 힘을 넣지 않고서는 동작을 제대로 수행할 수가 없는 경우가 많습니다. 같은 동작을 하더라도 코어에 힘을 주고 움직일 경우, 운동 효과가 높아지고 수행 능력도 향상됩니다. 그리고 무엇보다도 허리의 움직임이 필요한 동작을 할 때 복부에 긴장감을 주지 않으면 허리 부상으로 이어지는 경우가 많아 복부에 힘을 넣는 습관이 중요합니다.

특히 바닥에 등을 대고 하는 복근 운동, 예를 들어 윗몸 일으키기(크런치), 레그 레이즈, 누워서 자전거 타기 등을 할 때는 허리를 바닥에 붙이고 하는 것이 아주 중요합니다. 배꼽을 바닥에 붙인다는 느낌으로 허리를 아래로 내려 바닥에 딱 붙이고 복근 운동을 진행하면 근육 자극도 훨씬 커지고 허리도 보호됩니다.

운동 전 스트레칭
잊지 않기

원숭이도 나무에서 떨어지는 일이 있듯이 숙련된 선수들도 익숙한 훈련을 하다가 부상을 입기도 합니다. 운동 중에 다치게 되면 회복하는 동안 운동을 할 수 없고 생활하면서도 불편을 느끼게 됩니다.

이를 예방하기 위해서는 가벼운 운동을 하더라도 시작 전에 반드시 스트레칭을 꼼꼼히 해야 합니다. 운동하기 좋게 몸을 예열해주고 관절에 기름칠한다는 마음으로 동적 스트레칭을 한 후에 본 운동에 들어가도록 합니다. 몸통 크게 돌리기, 팔 돌리기, 쪼그려 앉아서 골반과 발목 풀어주기 등 간단한 동작으로도 부상을 예방

할 수 있습니다.

운동을 마치고 나서는 사용한 근육들을 충분히 늘여주는 정적
인 스트레칭을 해주면 근육 회복에 좋고 근육통도 어느 정도 예방
할 수 있습니다.

하체 운동을
꾸준히

우리 몸 근육의 70%가량이 하체에 모여 있고 어떤 운동을 하든지 큰 힘은 강한 하체에서 나옵니다. 몸의 근육량을 늘리고 체력을 기르려면 하체 운동이 필수입니다.

그리고 하루 중 앉아서 보내는 시간이 긴 분들은 엉덩이 근육이 약해져 있어서 이것이 허리 통증으로 이어지는 경우가 많습니다. 허리 건강을 지키기 위해서라도 하체 운동을 게을리해서는 안 됩니다.

우선 스트레칭으로 고관절을 부드럽게 잘 풀어준 후에 스쿼트나 런지, 브릿지 같은 하체 근육을 자극해줄 수 있는 운동부터 시작해보세요. 무릎 관절이 좋지 못한 분들은 무릎을 덜 사용하는 브릿지 동작이나 동키 킥, 엎드려서 발을 위로 들어주는 동작 등의 하체 운동이 좋습니다. 관절을 감싸는 근육이 튼튼해져야 무릎을 덜 쓰게 되고 통증도 점차 줄어들게 됩니다.

부상을
당했을 때

익숙하지 않은 동작으로 운동하거나 운동을 배워가는 도중 종종 부상을 경험하게 됩니다. 그럴 경우에 괜히 운동했다는 마음을 먹거나 너무 겁내지 마세요. 부상 없이 운동하면 가장 좋겠지만 늘 하던 동작이라도 컨디션에 따라 다치기도 하고 집중이 흐트러져 부상으로 이어지는 일이 생길 수도 있습니다. 프로 운동선수들도 부상을 경험하는데 일반인인 우리가 부상을 완전히 피하기란 어렵겠죠?

우선 부상이 발생하면 치료가 필요한 경우 적절한 치료를 해주며 회복할 때까지 그 부위는 충분히 쉬어주는 것이 좋습니다. 운동

루틴이 깨질까 봐 회복도 되기 전에 다시 운동을 시작하면 부상이 재발하거나 다른 부위에 새로운 부상이 발생할 수도 있습니다. 나도 모르게 몸이 다친 부분을 덜 사용하려 다른 부위에 더 많은 힘을 가하게 되는 경우가 생겨서 그렇습니다. 계속되면 몸의 불균형을 유발하기도 합니다.

큰 부상이 아닌 경우 우리 몸은 언젠가 회복하고 다시 운동할 수 있는 상태로 돌아옵니다. 회복하는 동안 내가 왜 부상을 당했는지 되짚어보세요. 잘못된 자세가 불러온 부상이면 자세를 점검하고 회복한 후에 낮은 강도로 자세를 교정하려 노력해보세요. 개개인의 인체는 길이도 특성도 다르니까 나에게 맞는 자세를 찾아보도록 합니다. 그리고 너무 무리하게 운동해서 부상이 왔다면 운동 강도나 시간을 조절합니다. 준비운동을 안 해서 겪은 부상이면 운동 전 스트레칭을 잊지 마세요.

세상 어떤 일도 실수 없이 한 번에 완벽하게 성취되는 것은 없습니다. 실수와 교정을 반복하며 내 운동 실력도 향상한다는 긍정적인 생각을 가져보세요. 부상을 겪었다고 운동을 그만두는 일은 결코 없길 바랍니다.

횟수보다는
자세에 집중

운동하다 보면 초반에 무릎이나 팔목 그리고 허리에 통증을 호소하는 분들이 있습니다. 관절에 무리를 안 주려면 근육의 힘을 이용해서 움직일 수 있어야 하는데 초보자들에게는 이게 참 어려운 일입니다. 평소 운동을 안 해서 근신경이 많이 무뎌진 상태라 힘을 줘도 근육에 영 자극이 느껴지지 않을 거예요. 그리고 관절을 지탱하려 해도 근육의 힘이 부족한 경우도 많습니다.

운동을 꾸준히 하다 보면 서서히 근육량도 늘고 힘도 생겨서 이런 어려움들은 곧 줄어들게 됩니다. 그때까지는 최대한 자세를 바르게 유지하려고 노력해주세요.

하체의 힘이 약한 상태에서는 스쿼트 동작을 한 개만 제대로 해도 상당히 힘들 거예요. 무릎 관절에는 힘을 주지 않고 엉덩이와 허벅지 근육에 집중해서 동작을 제대로 진행하고 나면 다리가 후들거리는 경험을 하게 될 겁니다. 그럴 때는 횟수를 많이 하지 말고 하나라도 제대로 된 동작으로 진행하는 것이 중요합니다. 처음에는 힘들고 귀찮더라도 어느 순간부터 저절로 근육에 힘이 들어가고 동작이 수월하게 진행되는 때가 반드시 오니 초보일수록 자세에 신경 쓰길 바랍니다.

바쁜 일상
운동 팁

운동할 시간을 따로 마련하기 어려운 분들이 많습니다. 그럴 땐 멀지 않은 거리는 걸어가고 엘리베이터나 에스컬레이터를 타기보다 계단을 이용하는 등 일상에서 활동량을 늘리는 것이 도움이 됩니다. 몸을 움직이는 것을 게을리하지 말고 일하다가 종종 일어나 스트레칭을 하거나 식사 후에 가볍게 산책 가는 습관을 들이는 것도 좋습니다.

퇴근 후에는 기다리던 드라마를 시청하며 운동하다 보면 한 편이 다 끝날 즈음에는 전신 운동을 다 마칠 수도 있습니다. 혹은 부엌에서 요리하면서도 짬짬이 운동 동작을 해주는 것도 시간을 절약하며 운동하는 좋은 방법이 될 수 있습니다.

내가 오늘 딛는 한 걸음,
한 걸음이 바르다면
그리고 그 작은 걸음에
정성을 다한다면
내 두 발은 반드시 나를
목적지로 이끌어줄 거야.

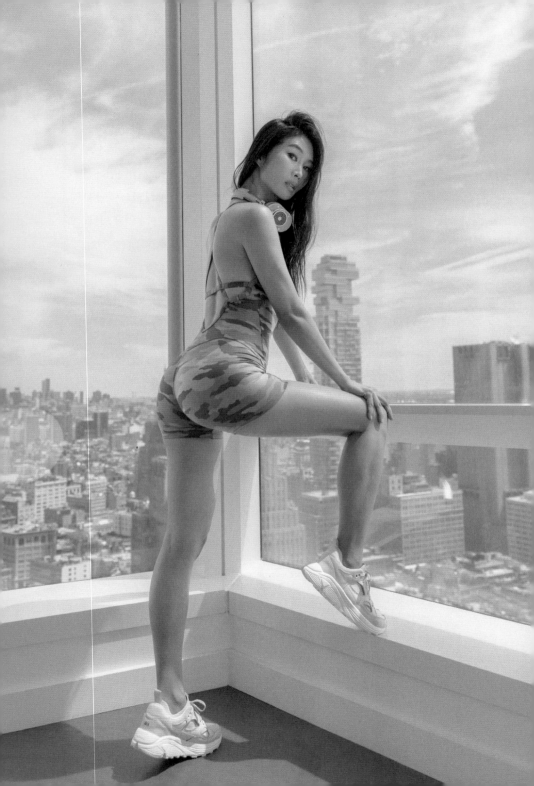

일상에 스며든
빅씨스 운동법

아침에 눈뜨고 바로 하기 좋은
침대 스트레칭

긴장 풀고 호흡하기

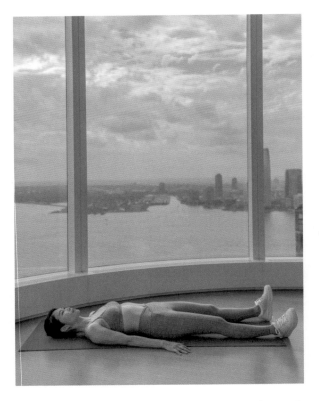

온몸에 힘을 빼고 편하게 누워 천장을 본다. 10초간 코로 숨
을 깊게 들이마시고 입으로 후 길게 내쉬며 긴장을 풀어준다.

무릎 넘기기

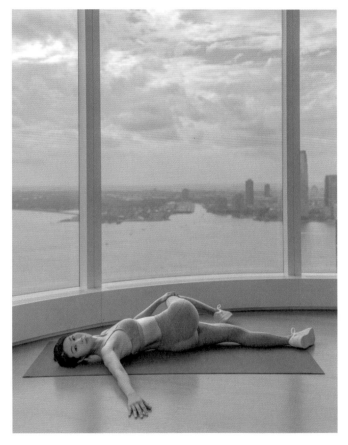

호흡

무릎 넘기며
길게 내쉬기

편하게 누워 오른쪽 무릎을 굽혀 왼손으로 잡고 오른손은 옆으로 뻗어 바닥을 짚는다. 굽힌 무릎을 넘어갈 수 있는 만큼 깊게 왼쪽으로 넘기고 잡은 손으로 무릎을 당긴다. 고개는 오른쪽을 향하게 하며 몸이 대각선으로 길게 늘어나도록 10초간 유지한다. 반대쪽도 같은 방법으로 실시한다.

장요근과 고관절 풀기

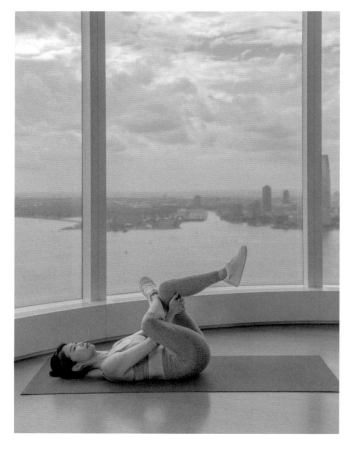

호흡

무릎 당기며 내쉬고
힘을 풀며 들이쉬기

편하게 누워 한쪽 발을 반대쪽 무릎에 올리고 양손으로 무릎 아래를
잡아 가슴 쪽으로 당긴다. 엉덩이 근육과 골반 부위가 시원한 느낌
이 드는 정도까지만 당긴다. 느슨하게 힘을 풀었다가 다시 당기기를
3회 반복한다. 반대쪽도 같은 방법으로 실시한다.

무릎 당기기

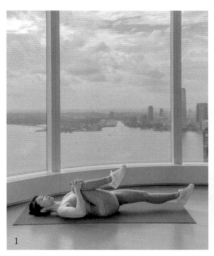 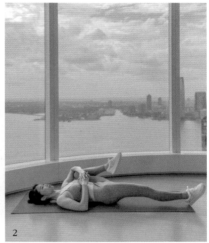

호흡   무릎 당기며 길게 내쉬기

1 편하게 누워 한쪽 무릎을 올리고 양손으로 잡아 가슴 쪽으로 10~20초 동안 당긴다. 제자리로 돌아가 반대쪽도 같은 방법으로 실시한다.

2 한쪽 무릎을 몸 바깥쪽으로 올려 팔로 감싸 안고 10~20초 정도 당긴다. 제자리로 돌아가 반대쪽도 같은 방법으로 실시한다.

공 만들기

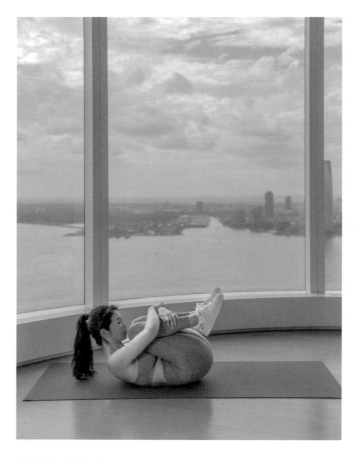

호흡

몸 말면서 내쉬고
힘 풀며 들이쉬기

편하게 누워 양팔로 무릎을 감싸 안아 몸을 공처럼 둥글게 말아준
다. 등이 최대한 둥글어지게 팔로 꽉 안고 5~10초 동안 유지한다. 느
슨하게 힘을 풀었다가 다시 안기를 3회 반복한다.

등 늘이기

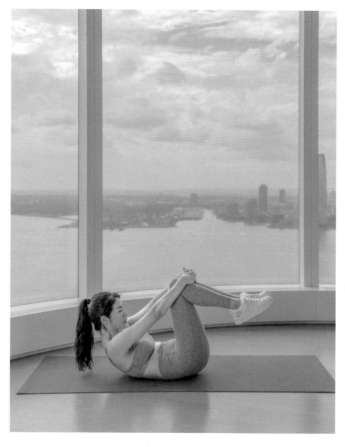

호흡

몸 바깥쪽으로
늘이며 내쉬기

편하게 누워 상체를 들면서 양쪽 무릎을 가슴 쪽으로 당겨 깍지 낀
손으로 잘 잡는다. 몸을 최대한 바깥쪽으로 멀리 늘여준다. 5~10초
간 늘였다가 힘을 풀어주는 것을 3회 반복한다.

브릿지

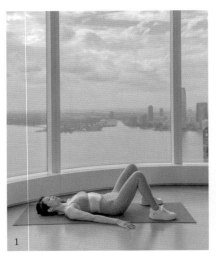
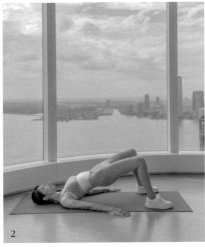

호흡   골반 들며 길게 내쉬기

1 편하게 누워 무릎을 세우고 양발은 어깨너비로 벌린다. 팔은 편하게 옆
  으로 뻗는다.

2 골반을 천장 쪽으로 5~10초간 쭉 밀어준다. 서서히 내린 후에 다시 올리
  기를 3회 반복한다.

엎드려 발 당기기

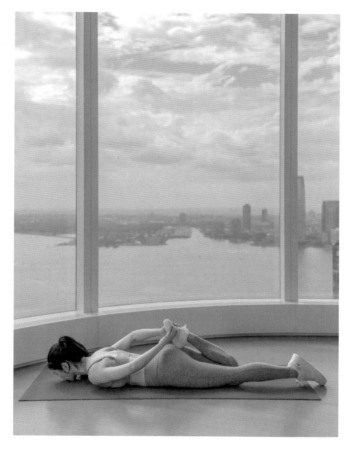

호흡

발 당기며
길게 내쉬기

바닥에 엎드린 뒤 한쪽 발을 양손으로 잡아서 엉덩이 쪽으로 당긴
다. 10~20초간 유지한 뒤 제자리로 돌아가 반대쪽도 같은 방법으로
실시한다.

스핑크스 자세

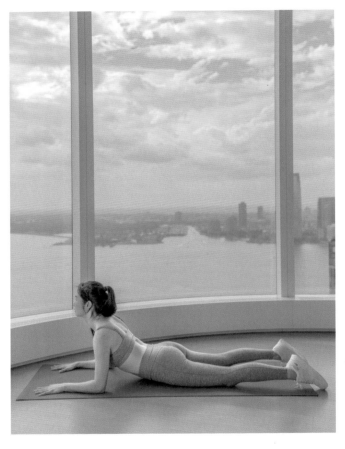

호흡

상체 세우며
길게 내쉬기

바닥에 엎드린 뒤 양팔을 머리 옆에 두고 손바닥과 팔꿈치로 바닥을
지지하여 상체를 세운다. 이때 팔꿈치는 어깨 바로 아래에 둔다. 등
과 허리가 시원해지도록 10~20초간 늘인 다음 서서히 내려간다.

코브라 자세

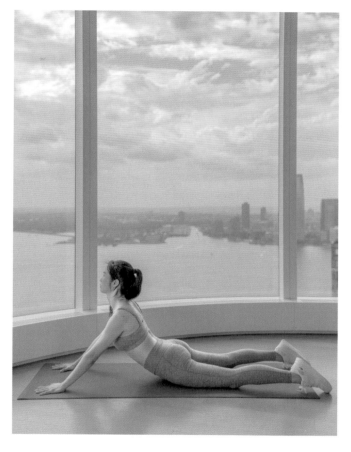

호흡

상체 세우며
길게 내쉬기

바닥에 엎드린 뒤 손바닥으로 바닥을 밀며 척추를 하나씩 편다는 느낌으로 팔이 쭉 펴질 때까지 천천히 상체를 세운다. 허리 아랫부분까지 시원해지도록 10~20초간 늘인 다음 척추를 하나씩 움직이듯 서서히 제자리로 내려간다.

전신 근력 운동

루마니안 데드리프트 `10회×3세트`

운동 부위 엉덩이, 허벅지 뒤쪽(햄스트링), 등 부위(척추기립근, 광배근)

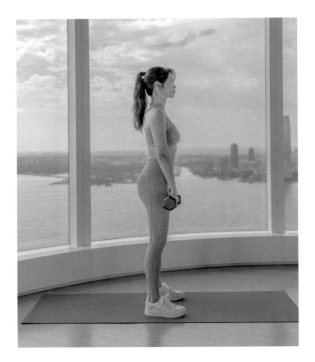

1 양발을 어깨너비로 벌려 11자로 서고 가슴은 편다. 덤벨을 들어 허벅지
  앞으로 늘어뜨리고 어깨는 내린다. 동작을 시작하기 전에 복부와 등에
  긴장감을 주고 몸통이 단단해져 있는 상태를 유지한다.

Bigsis Tip   동작 내내 복부에 살짝 긴장감을 주고, 허리를 뒤로 과도하게 꺾지 않습니다.
덤벨은 몸과 최대한 가깝게 붙여서 수직으로 내려줍니다. 또한 너무 깊이 내리지 말고 엉
덩이가 늘어나는 게 느껴지는 지점까지만 내립니다. 덤벨을 내리고 올릴 때는 천천히 몸
뒤쪽 근육의 쓰임을 느껴봅니다. 운동 초반에는 근육을 느끼기까지 시간이 걸립니다. 조급
한 마음을 버리고 움직임을 컨트롤해보세요.

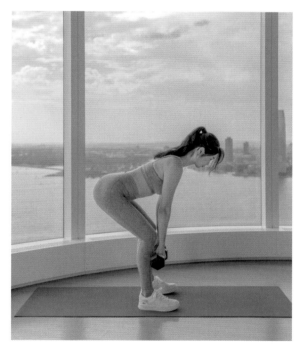

호흡

상체 일으키며
내쉬기

2 무릎 아래는 고정한 뒤 엉덩이를 뒤로 쭉 보내면서 상체를 그대로 숙인
다. 무릎이 앞으로 나오는 게 아니라 엉덩이가 뒤로 가야 하며 무릎은 자
연스럽게 살짝 굽혀진다. 덤벨은 허벅지를 타고 그대로 정강이 쪽으로
내려간다. 다시 상체를 일으키면서 1번 자세로 돌아간다.

덤벨 로우 10회×3세트

운동 부위 등 전체

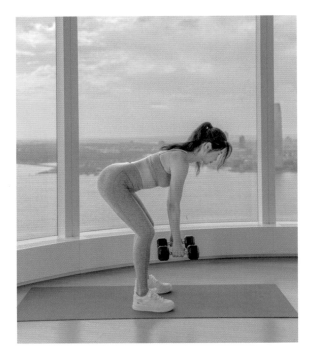

1 가슴을 펴고 양발은 어깨너비로 벌려 선 뒤 무릎을 굽히며 엉덩이를 뒤로
  보내 상체를 숙인다. 이때 허리는 자연스럽게 아치형이 되고 등은 펴진
  상태를 유지한다. 덤벨을 잡은 팔은 어깨보다 약간 넓게 벌린다.

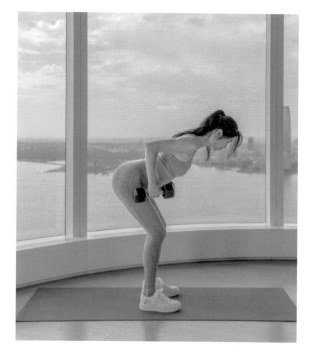

호흡

덤벨 올리며 내쉬기

2 자세를 유지한 상태에서 복근에 힘을 주며 덤벨을 복부 쪽으로 끌어올린
   다. 잠시 멈췄다가 서서히 내린다.

Bigsis Tip 자극이 잘 느껴지지 않는다면 날개뼈가 등 가운데에서 닿는다는 느낌으로 진
행해봅니다. 무리하게 무거운 무게를 들면 허리에 부담이 갈 수 있으니 먼저 가벼운 무게
로 자세를 충분히 익히도록 합니다. 덤벨을 내릴 때도 근육의 긴장감을 느끼며 서서히 움
직입니다.

고블릿 스쿼트 10회×3세트

운동 부위 엉덩이, 허벅지

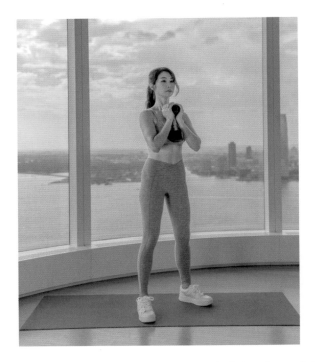

1 양발은 어깨너비나 그보다 조금 더 넓게 벌리고 발끝은 살짝 바깥을 향하
   게 선다. 양손으로 덤벨 머리를 감싸듯 쥐고 가슴 높이로 든다.

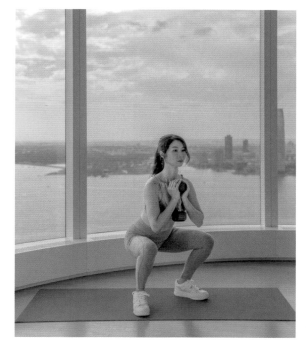

호흡

앉았다 일어서며
내쉬기

2 복부에 긴장감을 주고 허리를 편 상태에서 투명한 의자에 앉듯이 서서히
내려간다. 허벅지가 바닥과 평행한 정도까지 내려간 뒤 발로 바닥을 꾹
밀어내며 서서히 일어난다.

Bigsis Tip 앉았다 일어날 때 무릎은 발끝이 향한 방향대로 자연스럽게 벌어집니다. 일
어나면서 무릎이 중앙으로 모이면 관절에 무리가 갈 수 있으니, 무릎이 모이지 않도록 유
의합니다. 깊이 앉을 경우 허리가 둥글게 말리지 않도록 합니다.

숄더 프레스 10회×3세트

운동 부위 어깨

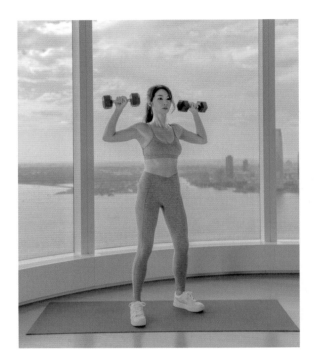

1 양발을 어깨너비로 벌리고 복부에 힘을 주어 몸통이 흔들리지 않게 균형
   을 잡고 선다. 가슴을 펴고 어깨는 귀에서 멀어지게 내린다. 손바닥이 앞
   을 향하게 덤벨을 잡고 머리 옆으로 든다.

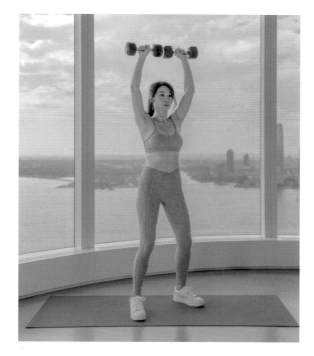

덤벨을 위로 올리며
내쉬기

2 덤벨을 서서히 위로 밀어 올렸다가 천천히 내려 1번 자세로 돌아간다.

Bigsis Tip 덤벨을 위로 뻗었을 때 팔이 너무 쭉 펴지지 않도록 합니다. 팔꿈치가 살짝 굽혀진 상태까지만 뻗어야 팔꿈치에 무리 없이 동작을 진행할 수 있습니다. 덤벨을 올릴 때 어깨가 따라 올라가지 않도록 신경 쓰고 어깨는 아래로 내려진 상태를 유지합니다.

덤벨 컬 각각 10회×3세트

운동 부위 이두

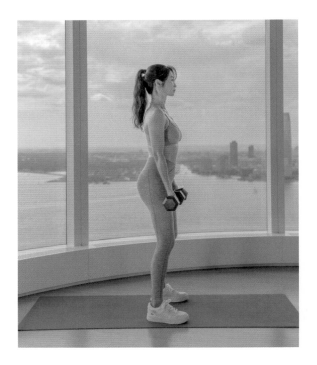

1 양발을 어깨너비로 벌리고, 가슴은 펴고 어깨는 내린다. 코어에 긴장감
  을 주고 덤벨을 든 팔은 몸통에 가깝게 붙인 상태로 고정한다.

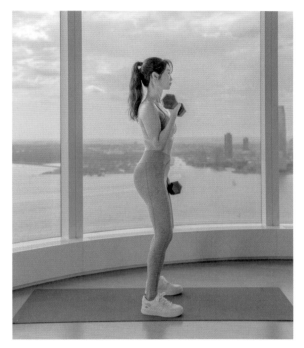

호흡

덤벨을 들어 올리며
내쉬기

2 오른쪽 팔꿈치를 접어 덤벨을 어깨 쪽으로 들어 올렸다가 서서히 내린
  다. 왼쪽도 같은 방법으로 실시한다.

Bigsis Tip 덤벨을 올릴 때 손목을 꺾지 않도록 유의합니다. 덤벨을 내릴 때도 근육의 자
극을 느끼며 서서히 내립니다.

트라이셉 킥 백 10회×3세트

운동 부위 삼두

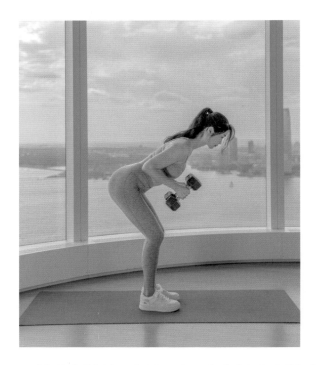

1 양손에 덤벨을 들고 양발을 모으고 선 뒤 가슴과 허리를 펴고 코어에 긴
   장감을 준다. 엉덩이를 뒤로 보내며 상체를 앞으로 숙여 균형을 잡는다.
   팔꿈치를 몸에 붙인 채로 덤벨을 가슴 앞에 든다.

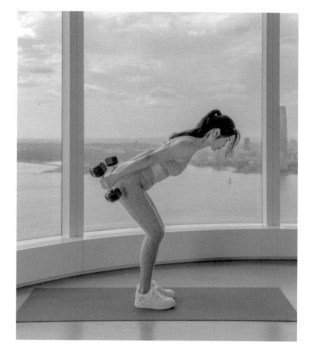

덤벨을 뒤로 밀면서
내쉬기

2 양팔을 그대로 펴면서 삼두 부분에 자극이 느껴지는 포인트까지 올렸다
가 서서히 제자리로 돌아간다.

Bigsis Tip 덤벨을 들어 올리는 동안 팔이 바깥쪽으로 벌어지지 않게 유의합니다. 덤벨
을 억지로 너무 멀리 보내려고 하지 마세요. 어깨에 무리가 갈 수 있습니다.

인 앤 아웃 10회×3세트

운동 부위 복근

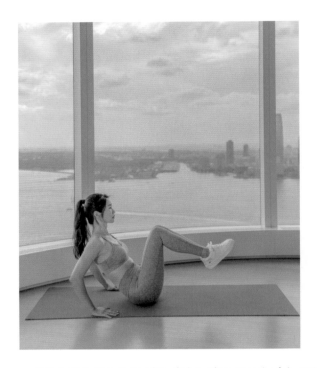

1 바닥에 앉아 양손은 등 뒤쪽 바닥을 짚고, 무릎을 가슴 쪽으로 끌어당겨
  양발을 든다. 상체도 무릎에 가깝게 당긴다.

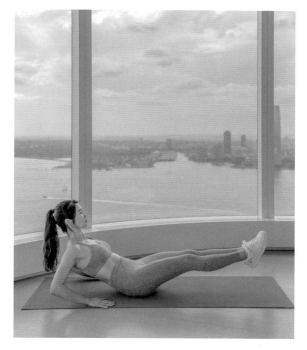

호흡

다리를 앞으로 뻗으며
내쉬기

2 복부에 힘을 풀지 않은 채로 상체는 천천히 뒤로 눕고 다리는 앞으로 쭉
뻗는다.

Bigsis Tip 다리를 뻗을 때 발이 바닥에 닿지 않도록 합니다. 팔은 상체와 하체가 모일
때 살짝 펴지고 뻗을 때 자연스럽게 굽혀지도록 합니다. 움직이는 동안 복근에 힘을 풀지
않도록 합니다.

의자 스트레칭

손 위로 뻗기

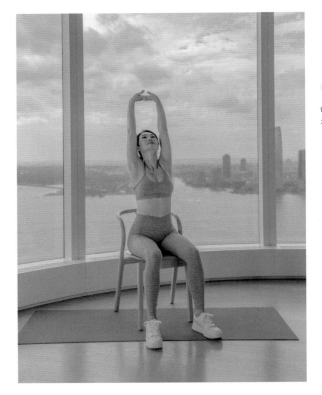

호흡

손 뻗으며
길게 내쉬기

양손을 깍지 껴서 위쪽으로 쭉 뻗는다. 5~10초간 유지한다.

옆구리 늘이기

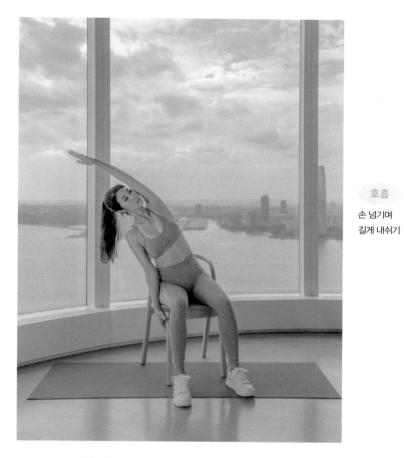

호흡

손 넘기며
길게 내쉬기

오른손으로 의자 옆을 잡고 왼손은 위로 들어 올린 뒤 오른쪽으로 넘기며 손끝이 몸에서 멀어진다는 느낌으로 뻗는다. 왼쪽 옆구리가 길어지도록 5~10초간 늘인다. 반대쪽도 같은 방법으로 실시한다.

무릎 감싸기

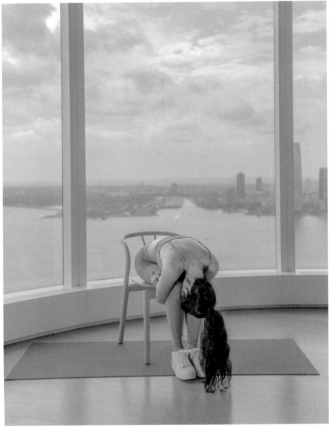

호흡

상체 숙이며
길게 내쉬기

다리를 모으고 상체는 힘을 쭉 뺀 채로 앞으로 깊게 숙인 다음 양팔
로 무릎을 감싼다. 10초간 유지하며 허리까지 힘을 편하게 풀어준다.

다리 벌리고 머리 떨어뜨리기

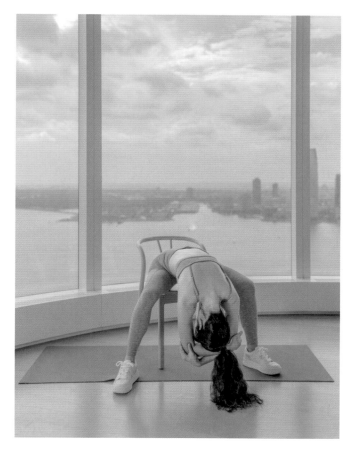

호흡

상체 숙이며
내쉬기

무릎을 벌리고 상체를 아래로 깊숙이 떨어뜨린 채 양손으로 팔꿈치를 맞잡는다. 머리를 무겁게 아래로 늘어뜨려 상체의 긴장을 풀어주고 10~20초간 좌우로 흔들흔들 움직여준다.

대각선 늘이기

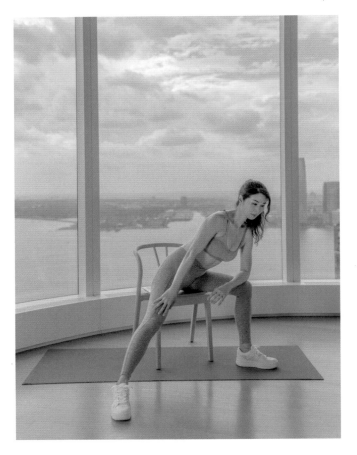

1 오른쪽 다리를 옆으로 뻗고 왼팔을 왼쪽 무릎에 올려 지지한다.

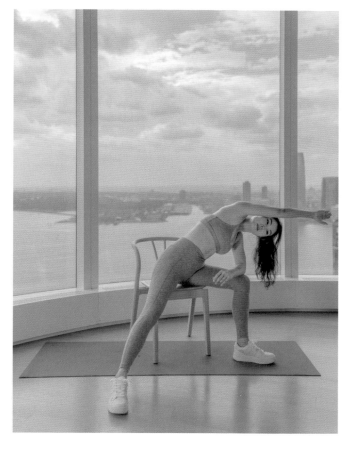

호흡

팔 넘기며
길게 내쉬기

2 오른팔을 왼쪽으로 넘기며 쭉 뻗어 5~10초간 허리부터 발끝까지
늘여준다. 반대쪽도 같은 방법으로 실시한다.

원 그리기

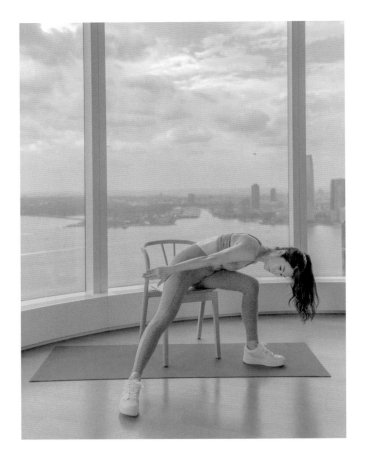

1 오른쪽 다리를 옆으로 뻗은 다음 오른팔을 앞에서부터 뒤로 시원
  하게 뻗으며 최대한 크게 원을 그린다.

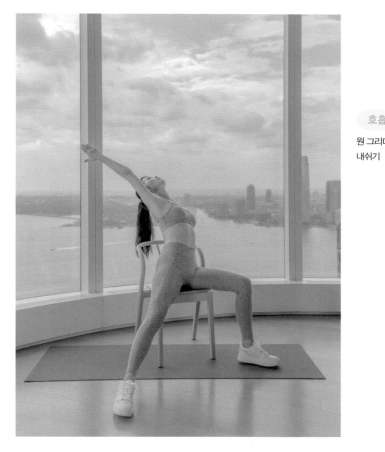

호흡

원 그리며
내쉬기

2 두세 번 반복한 후 반대쪽도 같은 방법으로 실시한다.

팔 당기기

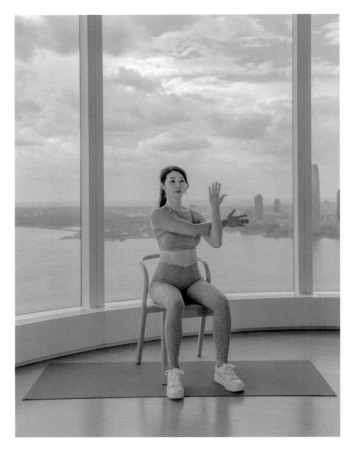

호흡

몸 쪽으로 당기며
내쉬기

어깨를 내린 채 오른팔을 가슴 앞에서 왼쪽으로 뻗고 왼팔을 접어 오른팔을 잡은 후 몸 쪽으로 10초간 당긴다. 왼팔도 같은 방법으로 실시한다.

팔꿈치 누르기

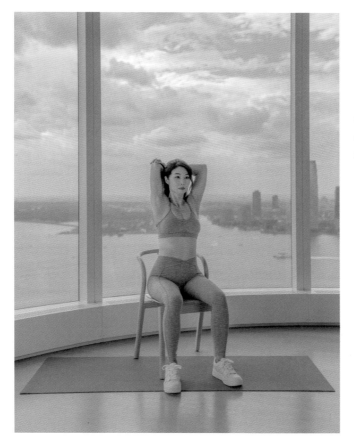

호흡

**팔꿈치 누르며
내쉬기**

한 팔을 위로 들어 머리 뒤로 접고 반대 손으로 팔꿈치를 10초간 아래로 누른다. 반대쪽도 같은 방법으로 실시한다.

목 늘이기

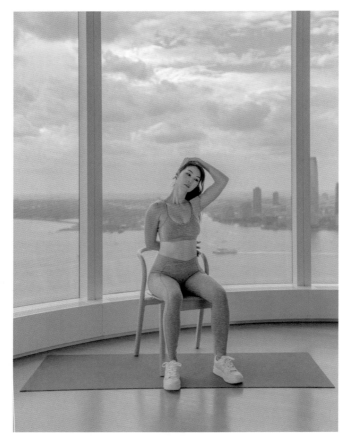

호흡

목 당기며
길게 내쉬기

오른팔을 등 뒤로 보내 손등으로 옆구리를 감싼 다음 왼손으로 머리를 감싸 왼쪽으로 지그시 당긴다. 5~10초간 유지해 목을 시원하게 풀어준다. 반대쪽도 같은 방법으로 실시한다.

뒷목 늘이기

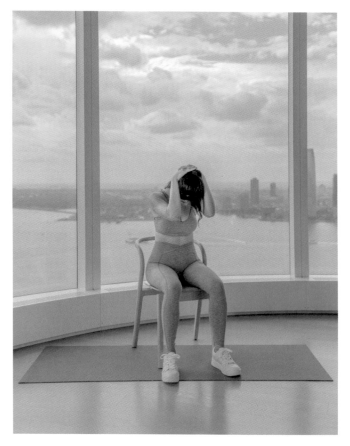

호흡

목 숙이며
길게 내쉬기

양손으로 깍지를 끼고 머리 뒤를 감싼 뒤 아래로 5~10초간 지그시
누른다.

어깨 돌리기

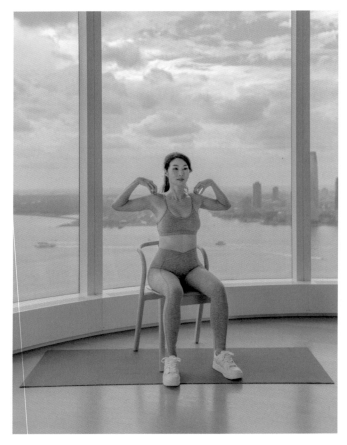

호흡

어깨 돌리며
자연스럽게
호흡하기

어깨에 양손을 가볍게 올리고 팔꿈치로 원을 그리며, 어깨를 바깥으로 5회 돌린다. 안쪽 방향으로도 5회 실시한다.

뒤로 늘이기

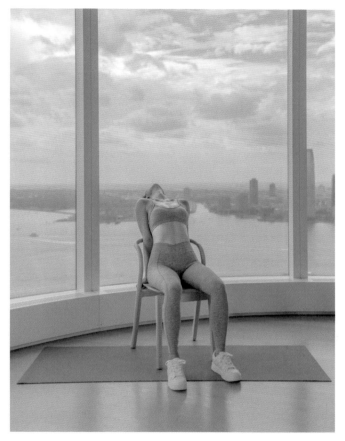

호흡

상체 뒤로 기대며
내쉬기

의자 뒤를 양손으로 잡고 고개를 뒤로 젖히며 충분히 늘어뜨린다.

전신 늘이기

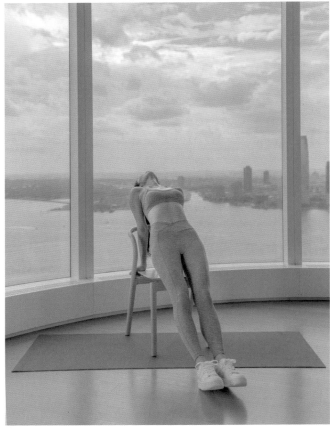

호흡

몸 늘이며
내쉬기

양손은 의자 뒤를 잡고 양발을 모아 앞으로 쭉 뻗으며 엉덩이를 들어
올린다. 고개를 뒤로 젖히고 몸을 일자로 만들어 5~10초간 길게 늘
여준 뒤 힘을 살짝 뺐다가 다시 한번 길게 뻗어준다.

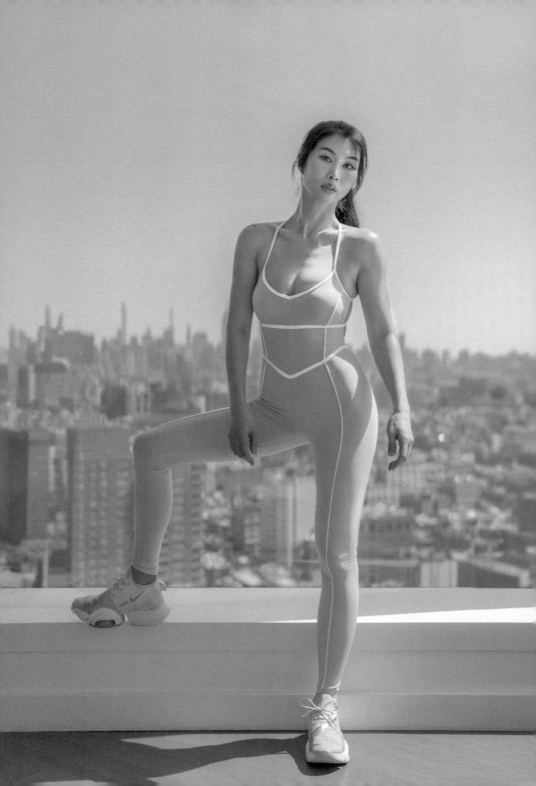

홈트의 정석

맨몸 운동 BEST 10

04

스쿼트 10~15회×3세트

하체 운동으로 잘 알려진 스쿼트는 사실 등과 허리, 복근에도 힘이 들어가기 때문에 전신에 모두 효과적이다. 하지만 제대로 수행하지 않으면 무릎이나 허리에 무리가 갈 수 있으니 늘 집중해서 하는 것이 중요하다.

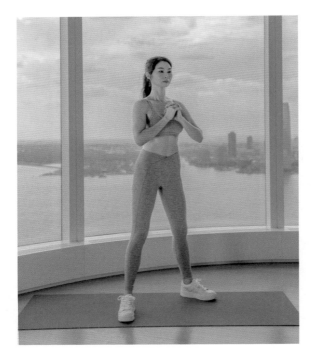

1 양발은 어깨너비나 그보다 조금 넓게 벌리고 발끝은 살짝 바깥을 향하게 선다. 척추가 둥글게 말리지도 뒤로 휘지도 않게 잘 펴서 중립 자세를 유지한 후에 복근에 긴장감을 준다.

몸이 내려가고 올라오는 동안 무릎은 발끝이 향한 방향대로 자연스럽게 벌어집니다. 무릎이 안으로 모이면 무릎에 무리가 갑니다. 무릎이 발끝보다 앞으로 자연스럽게 나가는 건 괜찮지만 무릎을 앞으로 억지로 밀며 내려가면 안 됩니다. 그러면 다리 근육이 아닌 무릎 관절에만 무리가 갑니다. 발목, 무릎, 고관절 세 부분이 동시에 접히고 동시에 펴지도록 합니다. 고관절이 먼저 접히면 허리에 무리가 가고, 무릎이 먼저 굽혀지면 무릎에 무리가 갈 수 있습니다. 스쿼트는 어려운 동작이 맞습니다. 오랜 연습과 집중력이 필요한 동작이니 천천히 근육 쓰임을 느끼며 연습해야 합니다.

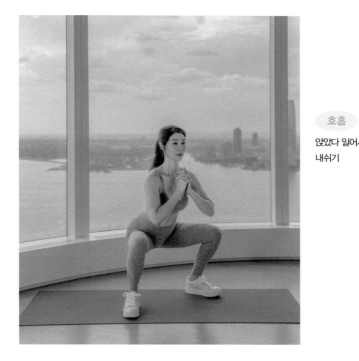

(호흡)

앉았다 일어서며
내쉬기

2　허리가 펴진 것을 유지하며 투명한 의자에 앉듯이 천천히 내려간다. 이때 발뒤꿈치에 무게가 실리고 허벅지와 엉덩이 근육에 많은 힘이 들어가야 뒤로 넘어지지 않는다. 무릎을 편다는 느낌보다는 바닥을 발로 꾹 민다는 느낌으로 그대로 일어난다.

점핑 잭 스텝 10~15회×3세트

제자리에서 뛰면서 하는 일반 점핑 잭이 아닌 옆으로 한 발씩 옮기며 하는 방식이다. 실내에서 하기 좋은 전신 유산소 동작이다.

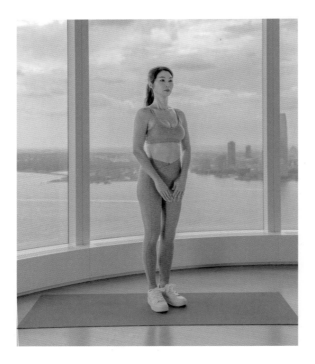

1 다리를 모으고 바르게 선다.

Bigsis Tip 복부에 긴장감을 준 상태로 진행해야 운동 효과가 높아집니다. 팔과 다리는 너무 뻗은 채로 움직이지 않고 살짝 자연스럽게 굽히며 움직입니다. 팔 동작도 힘을 너무 풀지 않고 견고하게 움직이도록 합니다.

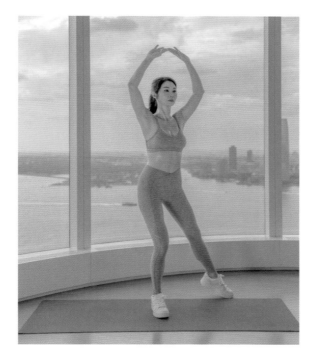

호흡

옆으로 다리 옮기며
내쉬기

2 숨을 내쉬며 왼쪽 다리를 옆으로 넓게 벌려준다. 이때 양팔도 동시에 원
을 그리며 머리 위로 올린다. 숨을 들이마시며 제자리로 돌아간다. 반대
쪽도 같은 방법으로 실시한다.

벗 킥 `10~15회×3세트`

허벅지 앞쪽은 스트레칭, 뒤쪽은 탄탄하게 해주는 전신 유산소 운동이다. 심박수를 적당히 높여주는 쉬운 동작으로 무리 없이 오랜 시간 진행할 수 있는 것이 장점이다.

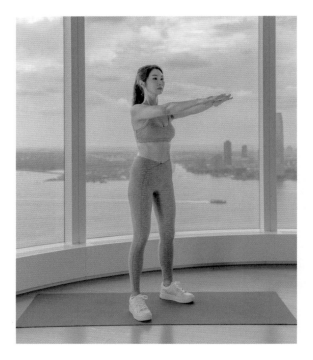

1 양발은 어깨너비보다 넓게 벌려 서고 양손은 모아서 앞으로 뻗는다.

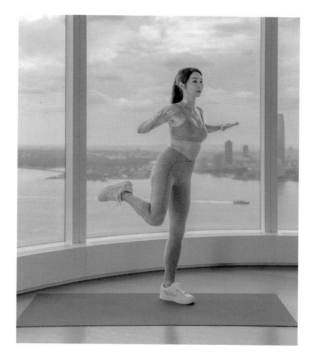

호흡

발 뒤로 차며 내쉬기

2 양발을 번갈아 가며 엉덩이에 닿을 정도 높이로 뒤로 차올린다. 동시에
양쪽 팔꿈치를 등 뒤로 당기며 가슴을 편다.

Bigsis Tip 발이 땅에 닿을 때 자연스럽게 무릎이 살짝 굽혀집니다. 가슴은 활짝 펴지고
등은 가운데로 모이듯 팔꿈치를 뒤로 깊게 당겨줍니다.

인치 웜 `10회×3세트`

버피 동작과 비슷하지만 훨씬 천천히 진행되는 방식이다. 하지만 꽤 숨이 차면서 복부와 상체, 하체의 근력이 모두 단련되는 효과적인 전신 운동이다.

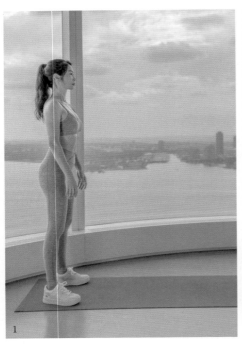
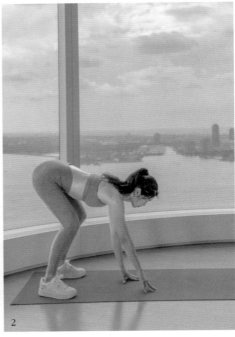

1 가슴을 펴고 복부를 탄탄하게 한 채로 양발은 어깨너비로 벌려 바로 선다.

2 허리는 편 채로 엉덩이를 뒤로 보내며 상체를 숙여 바닥을 짚는다.

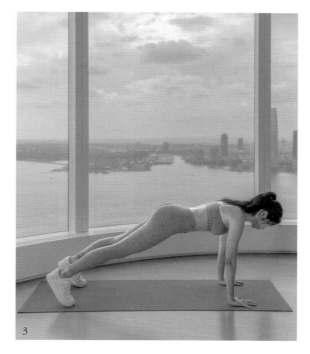

3

3 손으로 걸어 엎드린 자세를 한 다음 다시 손으로 반대로 걸어 제자리로 돌
  아간다.

Bigsis Tip   바닥에 손을 짚고 내려갈 때와 다시 돌아가서 일어설 때 같은 동작을 반대로
진행하듯 움직입니다. 엎드린 자세까지 갔을 때는 목부터 발목까지 최대한 일자가 되도록
복부에 힘을 단단히 줍니다.

니 푸시업 10~15회×3세트

맨몸으로 하는 가슴 운동 중 가장 좋은 운동이다. 가슴은 물론이고 삼두와 이두, 복근, 어깨까지 운동이 된다.

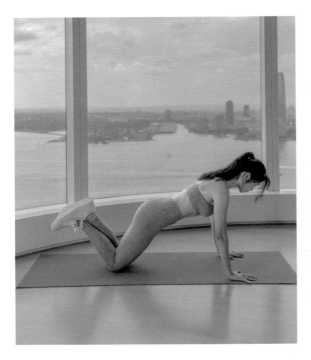

1 바닥에 무릎을 대고 양손은 어깨너비보다 조금 넓게 벌려 바닥을 짚는
   다. 이때 양발은 들어 올리고 어깨는 귀에서 멀어지게 잘 내리며 가슴은
   편다. 복부에 힘을 넣어 허리가 아래로 휘지 않게 유지한다.

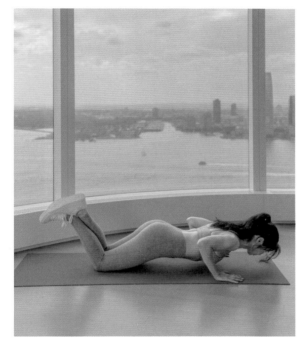

호흡

상체 밀어 올리며
내쉬기

2 팔꿈치가 몸통과 45도 정도의 각도가 되도록 몸통을 바닥으로 내린다.
숨을 내쉬며 손바닥으로 바닥을 강하게 밀듯 다시 올라간다.

Bigsis Tip 어깨가 움츠러들면 목과 어깨에 부상이 올 수 있습니다. 팔꿈치의 각도가 어깨 쪽으로 너무 올라가도 어깨에 무리를 줄 수 있으니 45도 아래를 향하게 유지합니다.

슬로우 버피 `10회×3세트`

버피 테스트라고 불리기도 하는 이 동작은 복근, 하체, 상체를 골고루 단련해주고 심폐 기능까지 향상되는 아주 좋은 운동이다. 1세트에 10개를 기준으로 조금씩 횟수를 늘려가며 진행하다 보면 체력도 근력도 점점 좋아지는 경험을 하게 될 것이다.

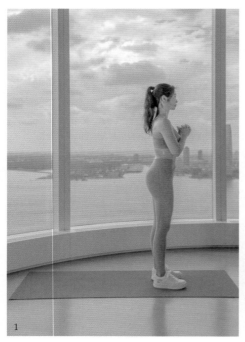
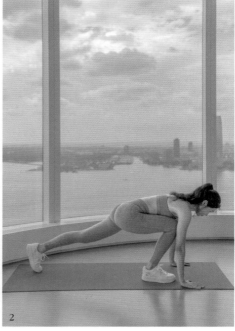

1   양발을 골반 너비로 벌려서 바르게 선다.

2   양손을 어깨너비만큼 벌려서 발 앞쪽 바닥에 짚고, 다리를 하나씩 뒤로 보내 곧게 편다.

Bigsis Tip   엎드린 자세로 옮겨갈 때 팔로 바닥을 잘 밀어주고 어깨는 움츠리지 않도록 합니다. 코어에 많은 힘이 들어가는 동작입니다. 엎드린 상태에서 배에 힘이 풀릴 경우 허리가 아래로 내려가, 어깨와 허리에 무리를 줄 수 있으니 유의합니다.

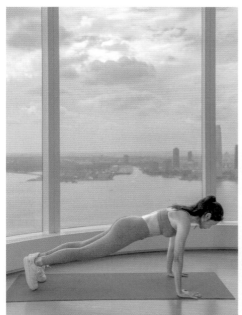

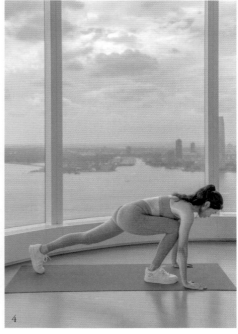

3 허리가 바닥으로 떨어지지도 엉덩이를 너무 위로 들지도 말고 목부터 발목까지 일자에 가깝게 유지한다.

4 다시 한 발씩 제자리로 돌아가 일어선다. 이때 뒤로 간 엉덩이를 앞으로 밀며 조여주듯이 제자리로 돌아가면 엉덩이와 다리 후면의 근력이 더 단련된다.

리버스 런지 10회×3세트

스쿼트만큼이나 하체 근력을 키우기 좋은 동작이다. 한 다리씩 진행하기 때문에 좌우가 불균형한 이들에게 큰 도움이 된다. 간단한 동작이지만 하체에 근력이 생길 때까지는 균형 잡기가 어려울 수 있으므로 집중해서 실시한다.

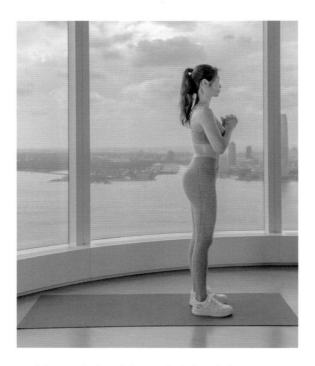

1 허리는 곧게 펴고 양발은 골반 너비로 벌려 선다.

> **Bigsis Tip**   런지를 내려갔을 때 앞과 뒤의 발 간격이 너무 좁으면 균형이 흐트러질 수 있으니 골반 너비 정도를 유지하며 뒤로 보냅니다. 엉덩이 근육에 더 많은 자극을 주고 싶으면 허리는 편 채, 상체를 살짝 앞으로 기울인 상태로 진행하면 됩니다.

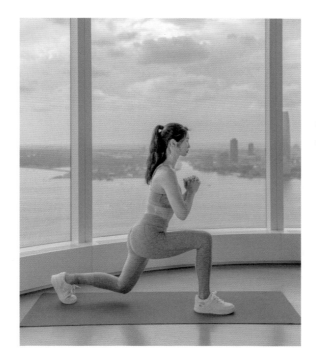

2 한발을 뒤로 멀리 보내며 앉듯이 내려간다. 앉았을 때 앞쪽 무릎이 90도 정도가 되게 하는데 뒤쪽 무릎의 각도는 90도나 그보다 더 멀리 가도 괜찮다. 앞쪽 발바닥으로 바닥을 꾹 누른다고 생각하며 허벅지에 힘을 주고 그대로 일어난다. 반대쪽도 같은 방법으로 실시한다.

마운틴 클라이머 `10~15회×3세트`

어깨와 코어, 팔, 다리까지 단련해주는 전신 운동이다. 특히 복근을 탄탄하게 해주며 체력을 높이기에도 아주 좋다.

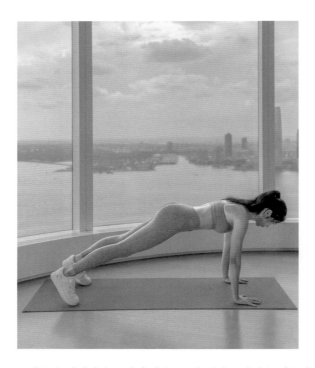

1 양손을 어깨너비로 벌려 팔을 쭉 편 상태로 바닥을 짚는다. 양발은 뒤로 쭉 펴 골반 너비로 벌린다. 이때 복부에 힘을 주어 허리가 아래로 내려가지 않게 유지한다.

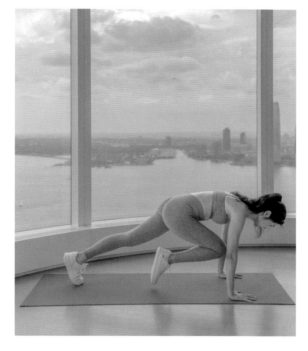

호흡

무릎 당기며 내쉬기

2 숨을 내쉬며 한 쪽 무릎을 가슴으로 당겼다가 제자리로 돌아간다. 양쪽
 다리를 번갈아 가며 실시한다.

Bigsis Tip   어깨가 움츠러지지 않게 팔로 바닥을 잘 지지합니다. 복부를 살짝 안으로 넣
어 힘을 주고 진행하면 복근에 더 많은 자극을 줄 수 있습니다.

바이시클 크런치 10~15회×3세트

아랫배와 윗배, 옆구리까지 자극할 수 있는 대표적인 복근 운동이다.

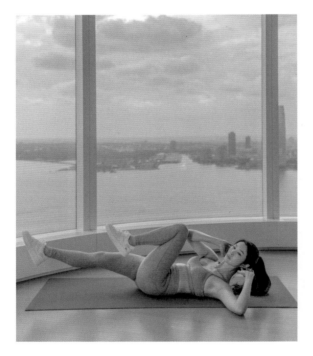

1 허리와 바닥 사이에 틈이 없도록 등을 바닥에 잘 붙여서 누운 뒤 양손은
  귀 옆에 댄다. 상체를 들고 한쪽 무릎과 반대쪽 팔꿈치를 서로 가깝게 당
  겨준다. 반대쪽 다리는 바닥에 닿지 않도록 위로 쭉 뻗는다.

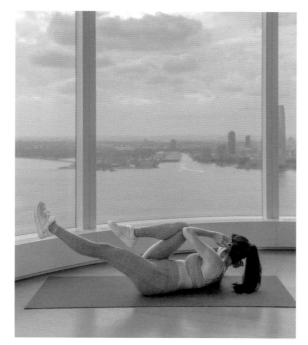

호흡

무릎과 팔꿈치가 닿을
때마다 내쉬기

2 양쪽을 번갈아 가며 실시한다.

Bigsis Tip 허리가 바닥에서 뜨면 허리에만 무리가 가고 복근에는 힘이 잘 들어가지 않
습니다. 배꼽을 바닥에 붙인다는 기분으로 등을 둥글게 말아 바닥에 잘 붙인 후에 동작을
시작합니다. 상체를 들 때 머리만 올리면 목에 무리를 줄 수 있으니 견갑골까지 들어준다
는 느낌으로 상체를 일으키며 진행합니다.

플랭크 `30초~1분×3세트`

척추와 허리를 안전하게 보호해주고 복근의 기능을 향상하는 운동이다. 단순한 동작이지만 많은 열량을 소모하여 신진대사를 좋게 하고 근력도 키워준다.

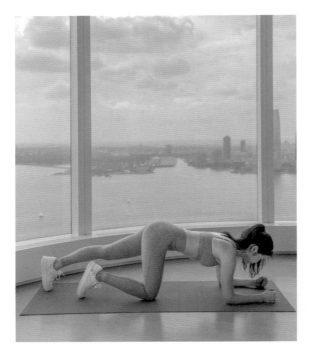

1 엎드린 후 양쪽 팔꿈치를 어깨 바로 아래 바닥에 대고 몸을 일으킨다. 이
　때 어깨는 움츠리지 않도록 한다.

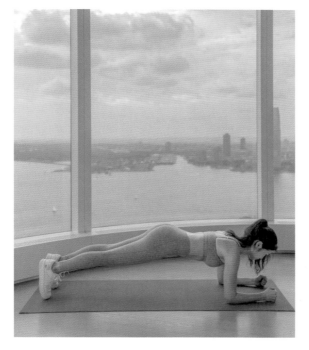

호흡

동작하면서
자연스럽게
호흡하기

2 다리를 뒤로 뻗고 복근에 긴장감을 주어 목부터 발목까지 일자에 가깝게
   유지한다.

Bigsis Tip 플랭크를 진행하는 동안 복부에 힘을 유지해 엉덩이가 위로 올라가거나 허리
가 휘지 않도록 하는 것이 중요합니다. 어깨를 움츠리면 목과 어깨에 부상이 올 수 있으니
팔꿈치로 바닥을 탄탄하게 밀며 등에도 힘을 줍니다. 반드시 바른 자세가 유지될 수 있는
시간만큼만 진행하고, 점차 시간을 늘려가도록 합니다.

집안일 중에 틈틈이
부엌 스트레칭

등 늘이기

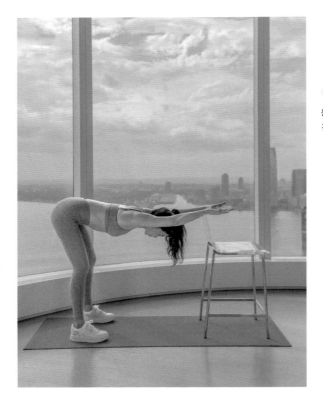

호흡

등 늘이며
길게 내쉬기

양손으로 싱크대를 잡고 선 뒤 팔과 등이 바닥과 수평이 되
도록 상체를 숙인다. 10~20초간 유지해 등과 허벅지 뒤쪽 햄
스트링을 길게 늘여준다. 다리가 덜 펴질 때는 무릎을 살짝
굽힌 채로 한다.

햄스트링 늘이기

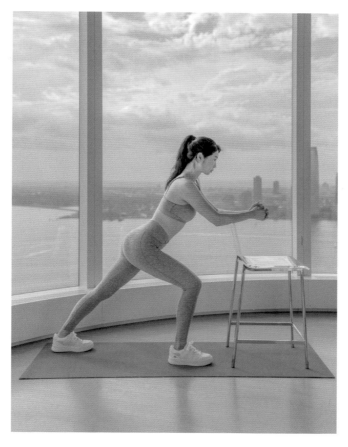

호흡

다리 늘이며
내쉬기

한쪽 다리는 앞으로 내디뎌서 살짝 굽히고, 반대쪽 다리는 뒤로 벌려 쭉 뻗는다. 두 팔로 싱크대를 지지해 상체를 숙이며 10~20초간 햄스트링을 늘여준다. 반대쪽 다리도 같은 방법으로 실시한다.

사이드 런지 스트레칭

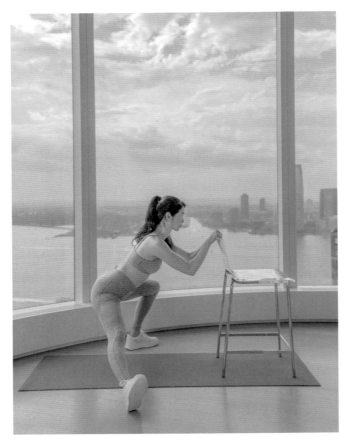

호흡

내려가며
길게 내쉬기

양손으로 싱크대를 잡고 양발을 넓게 벌리고 선다. 한쪽 무릎을 굽히며 반대쪽 다리를 쭉 뻗어 아래로 내려간다. 10~20초간 유지해 뻗은 다리를 늘여준다. 반대쪽 다리도 같은 방법으로 실시한다.

고관절 앞뒤로 풀기

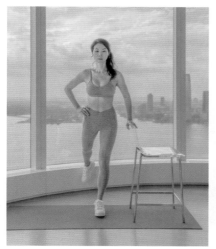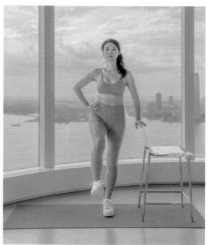

호흡   동작하면서 자연스럽게 호흡하기

한 손으로 싱크대나 벽을 살짝 짚고 옆으로 선다. 바깥쪽 다리의 발끝을 살짝 든 채로 앞뒤로 10초간 흔든다. 골반은 고정한 채로 흔드는 다리에 힘을 빼고 앞뒤로 발을 멀리 보낸다. 뒤로 돌아서서 반대쪽 다리도 같은 방법으로 실시한다.

고관절 좌우로 풀기

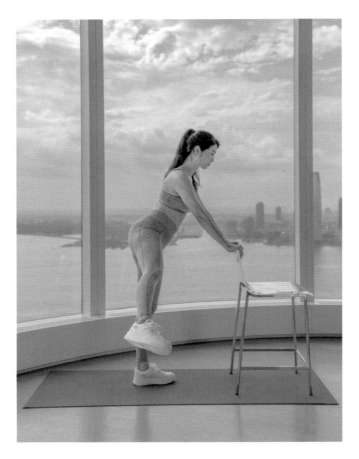

1 양손으로 싱크대를 잡고 선다. 한쪽 무릎을 살짝 굽힌 채 다리를
  10초간 좌우로 흔든다.

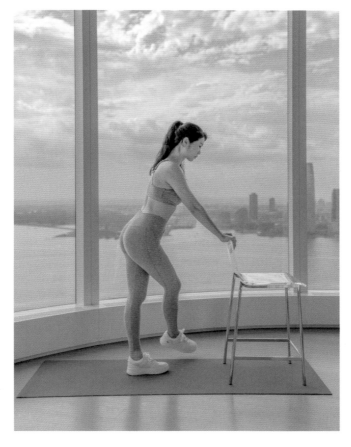

호흡

동작하면서
자연스럽게
호흡하기

2 골반과 몸통은 되도록 제자리를 지키고 흔드는 다리에 힘을 푼 채
  로 발을 옆으로 멀리 보냈다가 돌아간다. 반대쪽 다리도 같은 방
  법으로 실시한다.

다리 늘이기

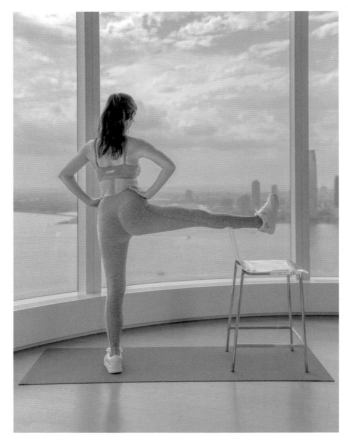

호흡

동작하면서
자연스럽게
호흡하기

옆으로 서서 싱크대에 발을 올린 후에 뭉친 햄스트링 부분을 조금씩
늘여준다. 반대쪽 다리도 같은 방법으로 실시한다.

옆구리 늘이기

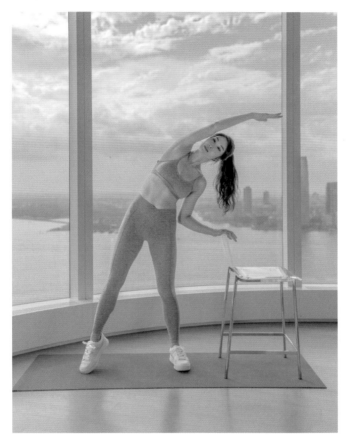

호흡

손 올리며 내쉬기

옆으로 서서 한 손으로 싱크대를 잡고 반대쪽 손을 머리 위로 올려 싱크대 방향으로 쭉 뻗는다. 10초간 유지한 뒤 반대쪽도 같은 방법 으로 실시한다.

요리하며 짬짬이 체력도 기르는
부엌 근력 운동

다이아몬드 스쿼트 암 풀 다운 `10회×3세트`

운동 부위 엉덩이, 허벅지, 등, 팔, 복부

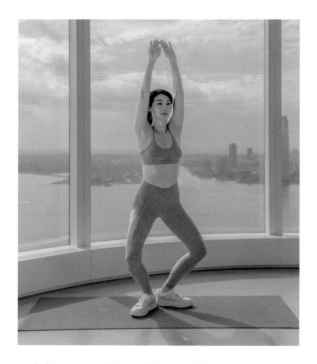

1 양발을 모으고 발끝은 바깥으로 향하게 선다. 양손을 머리 위로 뻗고 무릎은 바깥을 향하게 굽힌다.

무릎을 모을 때 허벅지 안쪽과 엉덩이 근육을 조이듯 움직입니다. 팔꿈치를 등으로 당길 때 어깨도 함께 내려줍니다.

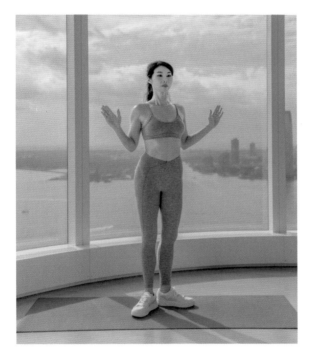

호흡

팔꿈치 당기며
내쉬기

2 팔꿈치를 등 뒤로 당기듯 내리며 동시에 무릎을 모아서 바로 선다.

킥 백 각각 10회×3세트

운동 부위 엉덩이, 허벅지

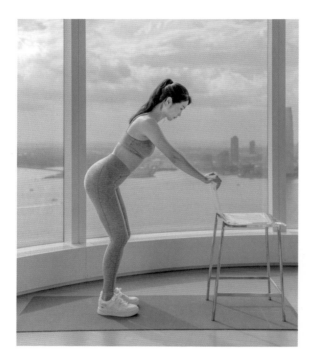

1 싱크대를 잡고 서서 상체를 살짝 숙이며 허리는 편 채로 엉덩이를 뒤로
  살짝 보낸다.

> **Bigsis Tip** 억지로 높이 차려고 하면 허리가 꺾이며 무리가 갈 수 있습니다. 뒤로 다리를
> 올렸을 때 엉덩이 윗부분이 단단해지는 지점까지만 올리면 충분합니다. 발을 내릴 때도 툭
> 떨어뜨리는 게 아니라 천천히 근육의 힘을 느끼며 내리도록 연습합니다.

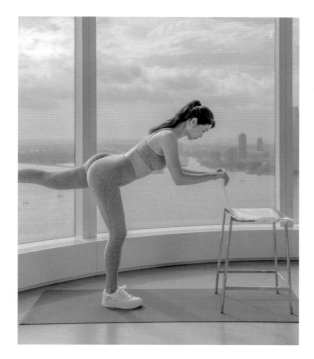

호흡

다리 차올리며
내쉬기

2 한쪽 다리를 뒤로 차올려서 잠시 멈춘 후 서서히 제자리로 돌아간다. 아
래에 버티고 있는 다리를 살짝 굽힌 채로 힘이 들어간 상태를 유지하며
움직인다. 반대쪽 다리도 같은 방법으로 실시한다.

사이드 레그 레이즈 각각 10회×3세트

운동 부위 엉덩이 옆, 옆구리, 허벅지

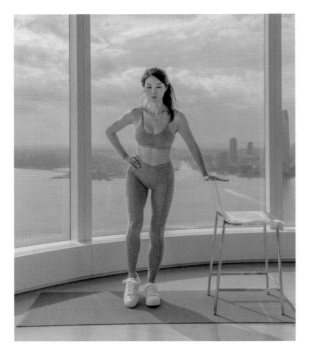

1 옆으로 서서 싱크대를 살짝 손으로 잡아 균형을 유지한다. 엉덩이를 살
  짝만 뒤로 보내며 바깥쪽 다리를 조금 굽힌다.

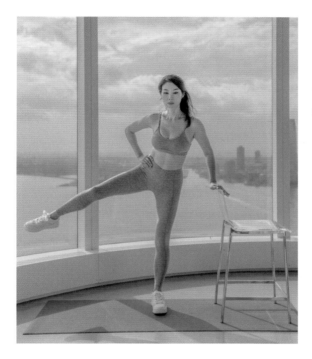

2 복근에 힘을 준 상태에서 굽힌 다리를 옆으로 올려 잠시 머문 뒤 천천히
내린다. 반대쪽 다리도 같은 방법으로 실시한다.

Bigsis Tip 아래에 버티고 있는 다리에도 힘이 들어간 상태를 유지합니다. 몸통을 단단
하게 유지하며 다리를 올렸을 때 옆구리 부분이 수축하는 것을 느껴봅니다.

싱크대 푸시업 10~15회×3세트

운동 부위 가슴, 팔, 복근

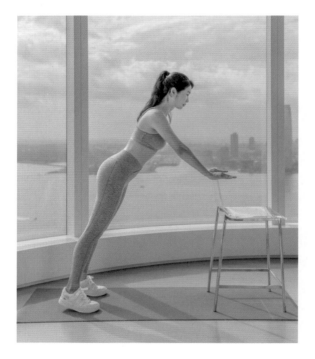

1 싱크대와 두세 걸음 정도 간격을 두고 서서 양손을 어깨너비보다 조금 넓게 벌려 싱크대를 짚는다. 어깨를 잘 내리고 복부에 힘을 넣어 몸을 일자로 만든다.

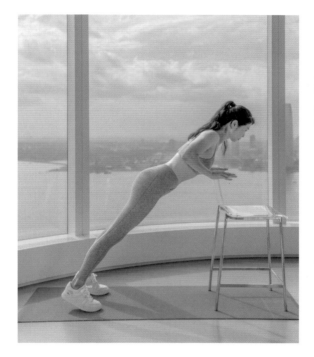

2 팔을 서서히 굽히며 가슴이 싱크대에 닿을 정도로 내려간 후 제자리로 돌
  아간다.

Bigsis Tip 팔꿈치가 옆으로 벌어지며 내려가면 어깨에 무리가 갈 수 있습니다. 팔꿈치
가 몸에서 45도 정도의 각도를 유지하며 내려가도록 합니다. 하는 동안 허리가 휘지 않게
몸통을 일자로 유지합니다.

싱크대 스쿼트 `10~15회×3세트`

운동 부위 엉덩이, 허벅지

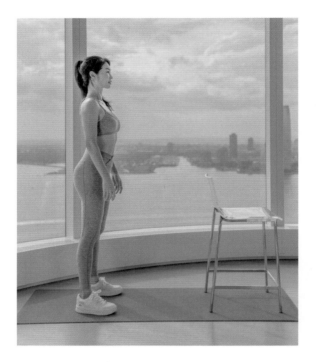

1 양발은 골반 너비나 그보다 조금 넓게 벌리고 발끝은 살짝 바깥을 향하게 선다.

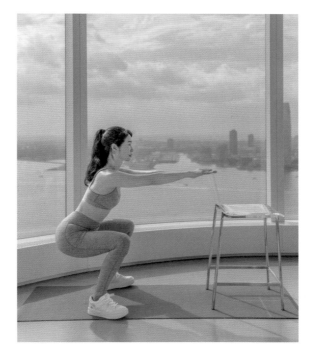

호흡

일어서며
내쉬기

1 양손으로 싱크대를 잡은 채로 복근에 힘을 주고 허리를 잘 편 상태로 투
   명한 의자에 앉듯이 그대로 내려간다. 허벅지에 힘이 들어가는 걸 느끼
   면서 발뒤꿈치로 바닥을 밀듯이 상체를 일으킨다.

Bigsis Tip 싱크대를 잡고 당기듯이 버티며 충분히 뒤로 앉아봅니다. 무릎 관절에는 힘
을 의식적으로 빼고 하체 근육에 힘을 주도록 연습해봅니다.

밴드 오버 암 리치 10회×3세트

운동 부위 삼두, 등, 다리 후면

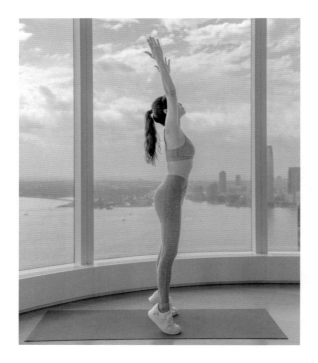

1 양발은 골반 너비보다 좁게 벌려 서고 발뒤꿈치를 올리며 양손을 머리 위
로 쭉 뻗는다.

Bigsis Tip 상체를 숙일 때는 등에서부터 엉덩이와 허벅지 뒷면의 근육이 늘어나는 걸
느껴봅니다. 다시 일어날 때는 발꿈치에 힘을 주며 엉덩이 근육을 앞으로 조이듯 일어나봅
니다.

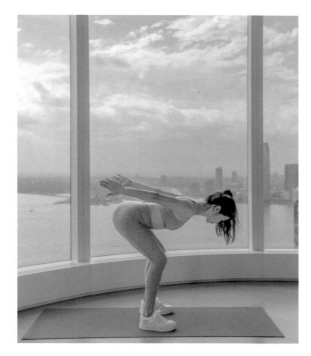

호흡

숙이며 들이쉬고
일어서며 내쉬기

2 허리는 편 채로 엉덩이를 뒤로 보내며 상체를 숙인다. 동시에 뻗은 손을
앞으로 원을 그리며 등 뒤로 쭉 보낸다. 그대로 반대로 진행해 1번 자세
로 돌아간다.

사이드 크런치 10~15회×3세트

운동 부위 복근, 옆구리

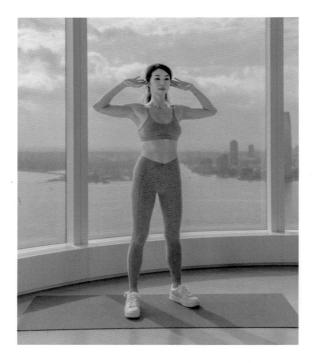

1 양발은 골반 너비 정도로 벌리고 발끝은 살짝 바깥을 향하게 한 뒤 양손
을 머리 옆으로 올리고 선다.

Bigsis Tip 몸통에 힘이 들어간 상태를 유지해야 허리에 무리가 가지 않습니다. 무릎을
올릴 때마다 숨을 훅 내쉬며 배에 한 번 더 힘을 넣어봅니다. 서 있을 때 허리가 뒤로 휘지
않도록 주의합니다.

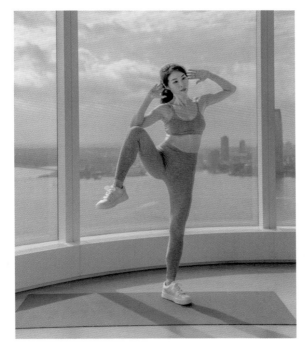

호흡

무릎 올리며
내쉬기

2 복근에 힘을 주고 무릎을 몸통 옆으로 들어 올리면서 동시에 상체도 같은
  방향으로 숙인다. 팔꿈치와 무릎이 가까워질 때까지 당겨준 후 서서히
  제자리로 돌아간다. 반대쪽도 같은 방법으로 실시한다.

매일, 조금씩, 천천히

저는 많은 분들께 편안한 마음과 건강한 몸에 대해 늘 이야기합니다. 글을 마치는 지금, 제 이야기가 여러분께 피로감이 아닌 밝은 에너지를 안겨줄 수 있기를 바라는 마음이 가장 큽니다.

저를 책이나 영상으로 접한 분 중 몇몇은 빅씨스가 사는 모습은 평온해 보이는데 내 모습은 왜 이럴까, 생각하는 분들도 있을 겁니다. 하지만 전혀 그럴 필요가 없다는 걸 꼭 말하고 싶어요. 편안해 보이는 제 모습은 아마도 비바람과 큰 파도들이 지나간 후의 잔잔한 모습일 뿐이고 앞으로 저 또한 인생에서 다시 크고 작은 폭풍들을 만나게 될 테니까요.

저는 이루고 싶은 게 있다면 거창한 것들보다 내가 당장 할 수 있는 소소한 것부터 시작해야 한다고 믿습니다. 소소하지만 소중한 바람을 가지고 시작하면 그것이 바로 내가 여는 첫 문이 되어줍니다. 그 문은 또 다른 여러 개의 다른 문으로 나를 이끌어줄 것이고 그렇게 하나씩 열어가다 보면 내가 그토록 원했던 목적지에 도달할 수 있습니다.

이루고 싶은 것이 건강이든 성공이든 시작은 무조건 초라할 겁니다. 길을 가다가 내 인생의 목표에 이미 도달한 듯한 사람을 발견하면 아마 내 모습은 너무 못나 보일 테지요. 하지만 그 사람의 시작도 분명 지금의 나처럼 작고 초라했을 거라는 걸 꼭 기억하길 바랍니다.

타인과 나를 비교하지 말고 내 길을 가는 것에만 집중하길 바랍니다. 그리고 남들이 바라는 것이 아니라 내가 진정 원하는 것이 무엇인지를 찾는 데 시간과 노력을 들이기 바랍니다. 원하는 걸 찾은 그 순간부터 내가 내리는 수많은 결정이 내가 가려는 쪽으로 조금씩 방향을 틀며 진행될 것이고 소박했던 시작은 결국 장대한 마무리로 이어질 것입니다.

예상치 않게 일어나는 인생의 많은 일들이 모두 불운으로 남지는 않을 거라는 것도 기억하길 바랍니다. 조금은 유연한 마음을 가지고 인생에서 일어나는 수많은 것들을 온 마음으로 받아들여 모두 내 것으로 만들기를 바랍니다. 넉넉한 마음이 있어야 이 모든 게 순조롭게 이루어진다고 생각합니다. 그런 마음을 가지기 위해서 건강을 챙기고 운동도 시작하길 당부합니다. 이 글을 읽고 단 한 분이라도 용기 내어 시작한다면 정말 뿌듯할 것 같습니다.

제게는 큰 꿈이 하나 있습니다. 큰 시련에도 흔들리지 않고 단단하게 서 있는 바위처럼 넉넉한 사람이 되는 것입니다. 제 모습을 보며 누군가는 아무 쓸모없는 돌덩이구나 생각하기도 하겠지요. 하지만 저는 바람도 맞고 세월도 이겨내며 그 자리에 서 있으면서 나눌 수 있는 이야기가 많은 그런 바위가 되고 싶습니다. 누군가의 비바람도 막아주고, 그늘도 되어주고, 가끔은 그저 보는 것만으로도 편안함을 주는 쓸모 있는 바위가 되는 게 제 인생의 목표입니다.

제 이야기만 써 내려가다 보니 여러분의 인생은 어떤지, 삶의 목표
는 무엇인지 많이 궁금해집니다. 제 꿈을 조금씩 이뤄가는 동안 여러
분의 꿈과 사는 이야기도 들을 기회가 찾아오기를 항상 바라고 있겠
습니다.

　감사합니다.

느려도 좋아,
한 걸음이면
충분해

펴낸날 초판 1쇄 2024년 7월 10일 | 초판 2쇄 2024년 7월 15일

지은이 서아름(빅씨스)

펴낸이 임호준
출판 팀장 정영주
책임 편집 김은정 | **편집** 조유진 김경애
디자인 김지혜 | **마케팅** 길보민 정서진
경영지원 박석호 신혜지 유태호 최단비 김현빈

인쇄 (주)상식문화

펴낸곳 비타북스 | **발행처** (주)헬스조선 | **출판등록** 제2-4324호 2006년 1월 12일
주소 서울특별시 중구 세종대로21길 30 | **전화** (02) 724-7633 | **팩스** (02) 722-9339
인스타그램 @vitabooks_official | **포스트** post.naver.com/vita_books | **블로그** blog.naver.com/vita_books

ISBN 979-11-5846-420-2 13510

비타북스는 독자 여러분의 책에 대한 아이디어와 원고 투고를 기다리고 있습니다.
책 출간을 원하시는 분은 이메일 vbook@chosun.com으로 간단한 개요와 취지, 연락처 등을 보내주세요.

비타북스는 건강한 몸과 아름다운 삶을 생각하는 (주)헬스조선의 출판 브랜드입니다.